1ª edição: Divino de São Lourenço/ES,
no outono de 2018

Pensando a Arteterapia
Eliana Moraes

semente editorial

© 2018 Pensando a Arteterapia
by Eliana Moraes

1ª edição maio de 2018
Direitos desta edição reservados à
Semente Editorial ltda.

Av. José Maria Gonçalves, 38 – Patrimônio da Penha
29.590-000 Divino de São Lourenço-ES

Rua Soriano de Souza, 55 casa 1 – Tijuca
20.511-180 Rio de Janeiro/RJ
(21) 9.8207.8535

contato@sementeeditorial.com.br
www.sementeeditorial.com.br

Produção editorial: Estúdio Tangerina
Preparação de texto: Simone Machado
Revisão: Mirian Cavalcanti
Projeto gráfico e capa: Lara Kouzmin-Korovaeff
Editora responsável: Lara Kouzmin-Korovaeff

Conselho Editorial:
Constantino Kouzmin-Korovaeff
Lara Kouzmin-Korovaeff
Mirian Cavalcanti

P971p

Moraes, Eliana
    Pensando a Arteterapia / Eliana Moraes. - 1. ed. -
Divino de São Lourenço,
ES : Semente Editorial, 2018.
    210 p. : il. ; 23 cm

    ISBN 978-85-63546-57-9

    1. Arteterapia. 2. Psicologia 3. Psicoterapia
    I. Título.

CDD: 615.85156
17.04.2018

"Este livro destina-se às pessoas que se fazem perguntas.
Não acreditamos ter respostas definitivas."

Fayga Ostrower

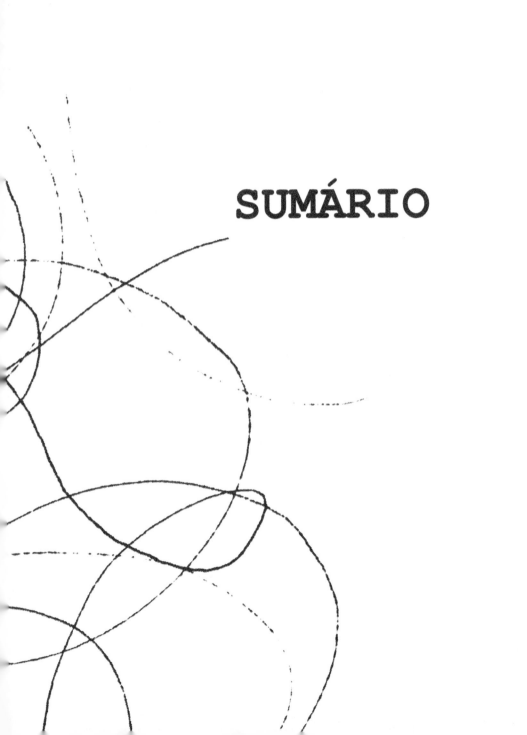

SUMÁRIO

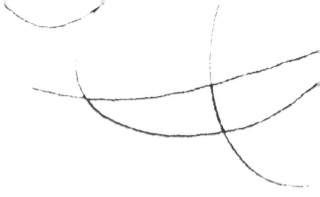

PREFÁCIO - Palavras da editora,7

1. INTRODUÇÃO - Palavras da autora,11

2. A PRÁTICA DA ARTETERAPIA,14

    Arterapia Clínica, 14

    Especificidades da Arteterapia,54

    Arteterapia com Idosos, 80

    Grupos Arteterapêuticos,106

3. ARTE E ARTETERAPIA: DIÁLOGOS PARA UM ESTILO,128

    Dadaísmo e Surrealismo,128

    Outras referências,160

4. ARTETERAPIA: PROFISSÃO, EXPERIÊNCIA E SENTIDO,186

AGRADECIMENTOS,208

PREFÁCIO
Palavras da Editora

... E o que é o trabalho com amor?
É fazer o tecido com as tramas do amanhecer
de seu coração, como se o seu bem amado
fosse vestir aquela roupa.
É construir uma casa com afeição,
como se o seu bem amado
fosse habitar aquela casa...

Gibran Khalil Gibran

"Coisificar" (como se diz em arte) este livro foi uma alegria do começo ao fim. Desde o acolhimento inicial ao projeto a partir do compartilhamento das ideias e sonhos da autora, Eliana Moraes, à leitura inicial dos originais, composição do projeto gráfico (que literalmente foi sonhado), até finalmente, após meses de gestação e a pedido de Eliana, estar prefaciando o livro pronto. E as razões de tal alegria são muitas, a começar pela proposta que dá título ao livro – *Pensando a Arteterapia*.

Como a própria autora nos fala, o gerúndio na ação de pensar passa a ideia exata de seu propósito, "um estar(se) pensando" que segue em curso contínuo, sem respostas prontas ou definitivas; um estar(se) pensando que é compartilhado generosamente, *pari passu*, com o leitor; um estar(se) pensando que nos convida a pensar e elaborar questões da Arteterapia juntos, pois, como nos diz Ostrower na citação de abertura: *"Este livro destina-se às pessoas que se fazem perguntas. Não acreditamos ter respostas definitivas"*.

E ela cumpre seu propósito, o "tom" de sua escrita – honesta, aberta, ao mesmo tempo que "pensada" e elaborada – cumpre a missão sagrada de todo o livro: instaura um campo de presença que dá passagem ao encontro e diálogo entre autor e leitor. E é assim que nos sentimos durante sua leitura, como se estivéssemos acompanhando a fala e os pensamentos da autora *em seu processo*, a partilhar saberes, questões e vivências. O fio desse falar e pensar vai nos atravessando e conduzindo à leitura de suas reflexões, percepções, *insights*, vivências, propostas, possibilidades... como um diário de bordo que lança luz a quem vem pelo caminho.

E a medida que seguimos nessa "conversa", vamos sendo presenteados com uma articulação teórica e poética que nos leva a re-afirmar: *sim, a Arteterapia faz sentido*.

A estrutura de pequenos ensaios – dispostos por temas que dialogam entre si e junto a outros teóricos – contempla os iniciantes e os iniciados com questões desde como iniciar o atendimento arteterapêutico individual, até a disposição de pensar as especificidades da Arteterapia a fim de colaborar na constituição de seu corpo teórico.

Eliana Moraes convida-nos e acolhe-nos em seu *setting* arteterapêutico, e o mantém do princípio ao fim com portas e janelas abertas, enquanto constrói, com afeto, pontes entre os diversos saberes que atravessam a Arteterapia.

Por fim, a alegria de tê-lo agora em mãos, coisificado e "tecido com as tramas do amanhecer-se e amadurecer-se arteterapêutico". Que o vento possa apoderar-se de suas sementes e espalhá-las pela terra fértil... e que venha a chuva.

...Somos as sementes de uma planta tenaz,
e é quando amadurecemos
e atingimos a nossa plenitude de coração
que o vento se apodera de nós e nos espalha.

Gibran Khalil Gibran

Lara Kouzmin-Korovaeff

Designer, Editora, e Mestre
em História Social da Cultura

INTRODUÇÃO
Palavras da Autora

O *blog* "Não Palavra" nasceu em 2013 a partir do desejo de fazer um registro do meu dia a dia de estudo e prática da Arteterapia. Como um diário de bordo, depositei ali minhas reflexões, percepções, *insights*, e assim delineei meu propósito ao criar o subtítulo: *Pensando a Arteterapia*.

O nome "Não Palavra" foi inspirado na escritora Clarice Lispector. Admiro-a porque ao ler seus textos tenho a sensação de que Clarice tem o dom de colocar em palavras tantas angústias que nos afetam, mas não sabemos descrever. E, muitas vezes, são angústias como essas que se presentificam no paciente que nos procura na clínica. Clarice diz que "a palavra é uma isca para pegar aquilo que é *não palavra*, e, quando conseguimos, a palavra cumpriu sua missão".

Penso que os poetas são artistas que têm uma intimidade singular com as palavras, e através delas conseguem expressar aquilo que experienciamos como potência de sentimentos. Clarice é uma poetisa, mas mesmo sendo alguém com esse dom sublime, sabia reconhecer o limite das palavras quando afirmava que há momentos em que elas conseguem cumprir a sua missão. Subentendemos que há sentimentos tão profundos que a palavra não poderá alcançar: eis uma *não palavra*.

Abre-se então um espaço para a expressão por outras linguagens além da verbal, e, assim, para a Arteterapia: um procedimento terapêutico baseado no processo criativo e tudo que ele contém. E aqui a História da Arte, os artistas, suas biografias e processos criativos oferecem-nos um vasto material para embasar a premissa de que a expressão artística pode dar voz às questões mais profundamente humanas.

Assim, o *blog* "Não Palavra" estabeleceu a rotina de publicação de textos semanais sobre a Arteterapia em sua teoria, prática e profissão. E no seu percurso contou com as contribuições de outros parceiros, cada um a partir de seu estilo pessoal e profissional, que inegavelmente se configuraram como meus interlocutores e foram me constituindo no exercício de pensar a Arteterapia.

Em minha jornada pessoal, percebo o estilo de pensar o dia a dia da clínica da Arteterapia, e com esse propósito criei o grupo de estudos *A Prática da Arteterapia*, que tanto contribuiu para dar sustentação ao diálogo, articulação de ideias e produção de textos sobre esse tema tão instigante. Vejo a clínica da Arteterapia como uma prática potente e um vasto campo de trabalho a ser explorado, mas cabe ao arteterapeuta buscar embasamentos teóricos que o instrumentalize para uma prática consistente.

Este livro é uma compilação dos textos de minha autoria publicados no *blog* "Não Palavra" desde sua criação em 2013 até o início de 2017. São o registro de um percurso de estudo e observação clínica, e estão organizados não em ordem cronológica, mas pela linha de pensamento adotada. Durante sua leitura é importante atentar-se para as datas de cada texto, pois elas apontam para maturidade de escrita, percepções e articulações de cada época. Optei por manter os textos em seus formatos originais, pois dessa forma confirmo a ideia de que pensar a Arteterapia é um caminho, e que esse é, por definição, um campo de aprendizado e amadurecimento contínuos.

Creio que *Pensando a Arteterapia* poderá contribuir como material de estudo para aqueles que desejam atuar na Arteterapia. Servirá também como provocador de diálogos – inclusive por meio de discordâncias – pois acredito que é dessa forma que construímos um saber, conscientes de que esse nunca se esgotará.

Da mesma forma, tomando este livro como um dos grandes passos nesse processo contínuo, sigo com o desejo de pensar a Arteterapia. E o convite estende-se aos que têm a chama da Arteterapia em seus corações.

Rio de Janeiro, outono de 2018

Eliana Morais

A PRÁTICA DA ARTETERAPIA

Arteterapia Clínica

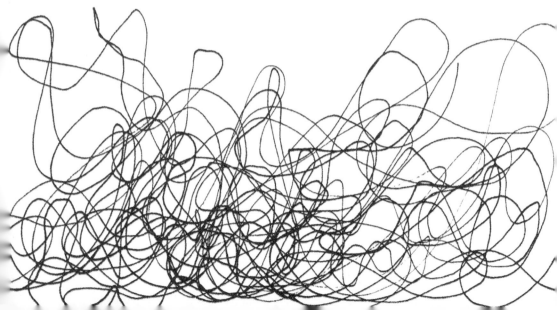

Sobre o início do processo arteterapêutico
individual (I), 16

Sobre o início do processo arteterapêutico
individual (II), 18

Susto, 21

Ouve o meu silêncio, 23

Não acredites em tudo o que disser
a minha boca, 25

Um diálogo consigo mesmo, 27

A resistência em Arteterapia, 29

É o ato que se inscreve, 32

A angústia do papel em branco, 34

Feio e Belo, 36

O Racional e a Arte, 38

Divã e Arteterapia, 40

Arteterapia como vara de pescar, 42

Repetição criativa, 44

PSICANÁLISE E ARTETERAPIA
Encontros e desencontros, 46

Sobre uma observação intuitiva, 49

REFERÊNCIAS, 53

Sobre o início do processo arteterapêutico individual (I)

Publicado em 09/06/14

Um arteterapeuta e um paciente/cliente. Primeira sessão. O que fazer? Como proceder? Que técnica utilizar? Como começar? Essas são questões surgidas no grupo de estudos A *Prática da Arteterapia* e que estão sendo discutidas por nós. Para o arteterapeuta que chega com sua "bagagem" cheia de técnicas e propostas, como saber o que utilizar agora, no início do processo arteterapêutico individual?

Sim, o trabalho individual diferencia-se do que é realizado em aulas, vivências, *workshops* e grupos terapêuticos. Esses possuem uma proposta chamada semiestruturada, na qual o terapeuta apresenta um tema e/ou um disparador, e os participantes propõem-se a se pensar diante desse estímulo. É um trabalho mais diretivo, em que o arteterapeuta presentifica-se mais no *setting* terapêutico.

No processo individual, o movimento é inverso. As questões e o ritmo devem ser dados pelo paciente. Ao terapeuta cabe ouvir (com tudo o que esse termo contém), acolher, acompanhar e atuar com sua técnica e técnicas no passo a passo de seu paciente.

Nesse momento, não cabe qualquer proposta senão aquelas que têm como objetivo a **coleta de dados**. Uma excelente proposta para esse início é a colagem com imagens de revista.

Propostas como: *"escolha imagens que me contem um pouco sobre você"*, *"imagens que representam como você está chegando para este espaço"* ou apenas *"imagens que lhe chamem a atenção por algum motivo"*. Dessa forma, o paciente se apresenta e começa a falar de si e de suas questões. Do que é dito em palavras e em imagens, o arteterapeuta receberá como "fios a serem puxados" no processo de seu paciente, e são eles que orientarão o caminho à frente.

De extrema importância é lembrar que esse não é o momento de interpretações ou grandes devolutivas. Primeiramente, porque o terapeuta não tem dados suficientes para tal em apenas uma sessão. Mas, essencialmente, porque o início de um processo terapêutico não é fácil para o paciente. Tomar a decisão e estar ali já foi um grande trabalho. Além disso, o paciente ainda não conhece o terapeuta, não criou um vínculo, a transferência. Não pode se sentir invadido, desnudo. Antes disso, deve desenvolver uma confiança para que aceite a companhia do seu terapeuta no seu processo de autoconhecimento.

Isso me faz lembrar quando há algum tempo minha supervisora me disse: "o paciente chega para a terapia cheio de feridas e dores. Tem o desejo de tratá-las, por isso está ali. Mas elas doem, e por isso ele se defende com suas roupas, casaco, luvas, cachecol... Para tratá-las é necessário que se retirem todas estas proteções, mas quem deve retirá-las é o paciente à medida que se sente seguro e confiante para isso. Passo a passo, no seu tempo. Nunca passe à frente e arranque a roupa (as proteções) de seu paciente! Nunca o desnude! Caso contrário, (o mínimo que pode acontecer) você o perderá."

Sobre o início do processo arteterapêutico individual (II)

Publicado em 24/06/14

> *Qualquer intenção do artista tem que abrir caminho através das malhas de uma rede apertada; toda obra de arte é o resultado de uma tensão prolongada entre uma série de desejos e uma série de resistências à sua execução.* Arnold Hauser

Dando continuidade às questões pensadas no grupo de estudos *A Prática da Arteterapia* sobre o início do processo arteterapêutico individual, a pergunta é: passada a primeira sessão, em que foi realizada uma técnica de coleta de dados (em geral uma colagem com figuras de revistas), como proceder na segunda, terceira, quarta sessão?

Primeiramente, é necessário ter em mente que apenas um trabalho de coleta de dados, assim como a primeira entrevista na psicoterapia verbal, não é suficiente para que o terapeuta de fato alcance as questões de seu paciente. Outros trabalhos de coleta de dados ainda são muito pertinentes nessa fase inicial. A partir desses trabalhos, o terapeuta poderá formular **hipóteses** que serão confirmadas ou não nos próximos trabalhos realizados pelo paciente. As questões terapêuticas acabarão por se presentificar para o arteterapeuta a partir de uma **"colcha de retalhos"**: retalhos oferecidos pela fala e imagens produzidas pelo paciente, que o terapeuta costurará e usará como base para sua atuação.

O procedimento terapêutico da Arteterapia é específico por trabalhar com a **imagem**, ou seja, a "expressão não verbal", uma forma de comunicação muito legítima, em que aspectos inconscientes são acessados e materializados, muitas vezes burlando a racionalização e a resistência do paciente. Devido a isso, não é raro acontecer que no(s) primeiro(s) trabalhos de coleta de dados o paciente produza uma imagem que conte para o terapeuta boa parte do caminho a ser percorrido ou conteúdos muito profundos, sem que ele esteja consciente disso. O arteterapeuta deve estar atento a esse fenômeno, aguçando sua escuta e seu olhar para o paciente.

Penso que devemos reconhecer a **responsabilidade** e a **ética** que especificamente a Arteterapia nos impõe nesse momento. É o paciente quem irá dizer onde está seu foco, escolher onde quer (pode) se aprofundar, onde quer (pode) mergulhar a cada momento, a cada etapa desse caminho. Ao arterapeuta cabe sempre manter-se consciente de si, de suas ansiedades em sua atuação como profissional, lembrando que o foco orientador não deve estar em si, mas em seu paciente. Uma boa estratégia é o arteterapeuta elaborar possíveis propostas ou técnicas que sejam pertinentes ao que o paciente trouxe, e mantê-las como "cartas na manga" a serem acionadas uma a uma a partir do que o próprio paciente apresentar como gancho.

Essa é uma jornada que pertence a cada sujeito, e cada um tem o seu tempo próprio. O terapeuta deve acompanhar esse ritmo respeitando os limites e as resistências naturais de seu paciente. Lembro-me de um fragmento do final do texto

Recordar, Repetir e Elaborar, de Freud. Nele, Freud relata sobre médicos principiantes na psicanálise que lhe vinham pedir conselhos sobre como lidar com a resistência do paciente. Em suas palavras:

> O médico nada mais tem a fazer senão esperar e deixar as coisas seguirem seu curso, que **não pode ser evitado nem continuamente apressado.** (FREUD, 1914a)

> Essa elaboração das resistências pode, na prática, revelar-se uma tarefa árdua para o sujeito em análise e uma prova de paciência para o analista. Todavia, trata-se do trabalho que efetua as maiores mudanças no paciente [...]. (*Idem*)

SUSTO

Publicado em 02/09/13

O que eu sinto eu não ajo.
O que ajo não penso.
O que penso não sinto.
Do que sei sou ignorante.
Do que sinto não ignoro.
Não me entendo e ajo como se entendesse.

Clarice Lispector

É um fenômeno interessante (e não raro de acontecer) quando um paciente está falando em palavras algo sobre si e está convencido disso, porém a imagem que ele cria em uma sessão de Arteterapia contradiz aquilo que "conta". Se a boca diz que o sentimento é desânimo, a imagem nitidamente diz desespero. Se a boca diz pessimismo e depressão, a imagem diz os "coloridos do carnaval". Se a boca diz que se está em um bom momento de vida, só foram escolhidas imagens de depreciação pessoal. Há, portanto, muitas situações de descompasso entre a mensagem verbal e a mensagem "atuada" pelo paciente.

Ao se trabalhar com imagens, cria-se um canal de expressão no qual os conteúdos desprezados por repressão ou resistência presentificam-se e são convocados a um diálogo entre as partes.

É importantíssimo ressaltar que é possível que, mesmo com esse confronto "físico", o paciente ainda assim se recuse a encarar os conteúdos, deixando-os permanecer inconscientes e em uma atuação "irresponsável". Se tal acontece, o terapeuta deve respeitar esse limite do paciente, pois se ele não o reconhece, não é por acaso, e tem direito a ter seu tempo próprio.

Em muitos momentos, porém, o que se dá é um susto. Quando o paciente percebe a discrepância entre o que ele está dizendo com a boca e o que ele está dizendo com as mãos, ele se depara com suas incoerências, sua não consciência, e surge uma grande oportunidade para que ele se reconheça, se pense e se fale realmente. Nas palavras de Maria Cristina Urrutigaray:

> [...] pois fica um pouco mais difícil para alguém negar aquilo que acabou de fazer, bem como de perceber o quanto se posiciona... As possibilidades de se perceber nas suas dificuldades, dadas as imposições deferidas pelo próprio uso dos materiais plásticos, confere ao usuário as noções de limitação, aceitação e humildade diante de suas dificuldades, tornando-o mais humano, mais próximo de si mesmo e dos demais. (URRUTIGARAY, p. 76, 2011)

OUVE O MEU SILÊNCIO

Publicado em 18/11/13

Ouve-me, ouve o meu silêncio.
O que falo nunca é o que falo e sim outra coisa.
Capta essa outra coisa de que
na verdade falo, que eu mesma não posso.

Clarice Lispector

Artistas são seres sensíveis às questões mais profundamente humanas, pois eles veem, sentem e expressam o mal-estar que muitos sentem, mas não sabem nomear. Poetas são artistas que têm uma intimidade singular com as palavras e que em muitos momentos nos auxiliam dando voz àquilo que sentimos tão profundamente, mas não conseguimos expressar.

Clarice Lispector afirmava que tinha a necessidade de escrever, pois assim suas intuições tornavam-se mais claras pelo esforço de transpô-las em palavras. Agraciados somos pela vasta literatura que Clarice nos deixou, pois ela tem o dom de em muitos momentos nos aproximar daquilo que experienciamos como (ela mesmo denominou) "não palavra".

Assim se mostra a citação que abre este texto. Embora não tenha sido sua intenção inicial, Clarice soube traduzir em palavras o pedido que cada paciente faz ao seu terapeuta: "Ouve o meu silêncio".

Quando um paciente procura por psicoterapia, ele tem uma angústia que não sabe dizer. Ele tem uma queixa inicial:

problemas no trabalho, problemas de relacionamento, traumas... Mas provavelmente ele já "contou" essa queixa para pessoas conhecidas, para amigos, para o psiquiatra... Se apenas "contar" essa queixa aliviasse sua angústia ele não estaria ali pedindo socorro a um terapeuta.

A esse, cabe ouvir a queixa inicial do seu paciente e com ela trabalhar, pois esse é o conteúdo com que ele pode lidar. Mas o terapeuta deve aguçar seus ouvidos para o que o paciente não está colocando em palavras, para o seu "silêncio", no sentido mais amplo do termo. O terapeuta deve observar também seus gestos, suas defesas, suas resistências, seus comportamentos repetidos, seus atos...

Em Arteterapia as atuações têm um lugar especial, pois acreditamos que o ato criativo é uma atuação do paciente. Ao criar, o paciente fala de si em ato, de inúmeras formas. As sensações enquanto cria, sua forma de lidar com cada material, a constituição da imagem produzida, além dos conteúdos simbólicos. O arteterapeuta ou o psicólogo que utiliza as técnicas expressivas no *setting* terapêutico deve ampliar seu olhar e sua escuta para o processo criativo de seu paciente, pois esse é seu principal subsídio de trabalho para atender ao pedido: capta essa "outra coisa" que preciso falar, mas eu mesmo (ainda) não posso.

Não acredites em tudo o que disser a minha boca

Publicado em 06/05/2013

*Não acredites em tudo
que disser a minha boca.
Sempre que eu fale ou cante,
quando não parece, é muito.
Quando é muito, é muito pouco.
E depois, nunca é bastante.*

Cecília Meireles

Tenho observado que alguns pacientes decidem ingressar em um processo terapêutico, mas a demanda que trazem sessão após sessão não são suas questões propriamente ditas, mas suas queixas em relação ao outro: o marido, a mãe, a cunhada, o médico que cometeu um erro...

Sim, são queixas bastante pertinentes e isso causa dor, angústia, traz sofrimento. E, sim, é sabido que falamos de nós mesmos quando falamos do outro. Mas certos pacientes me intrigam por sessão após sessão repetirem suas queixas sobre o outro, durante semanas, meses, anos, o mesmo discurso queixoso. Às vezes tenho a sensação de que querem convencer (a quem?) de seu ponto de vista: de que o outro é culpado e ele, injustiçado. Até que em um dado momento me vem à mente: "e cadê você?".

Embora esses pacientes, com frequência, apresentem grande demanda de fala, em certos momentos tenho lançado mão de algo que pertence à fala do paciente e faço o gancho com alguma proposta em Arteterapia. Tenho me surpreendido com o que se segue!

O convite para se fazer um trabalho em Arteterapia, seja ele com a linguagem que for, desde que faça sentido para o paciente, parece que traz de forma bem subliminar as perguntas:

"Pois muito bem, diante disso tudo que você me conta, o que você sente? O que causa em você vivenciar isso? O que você pensa? Onde você está nisso? Quem é você no meio disso?"

Em resumo: a Arteterapia vem como um convite a, literalmente, se olhar. E então, se pensar em meio ao que se vive e falar de si.

Ao aceitar esse convite, tenho visto pacientes deslocarem-se do discurso repetido, conhecido e decorado e falarem mais de si, se perceberem, se reconhecerem e até recolherem algumas expectativas sobre o outro. E assim voltarem para a relação com esse outro de forma mais consciente de si próprio.

Um diálogo consigo mesmo
Publicado em 21/03/13

Cada vez mais tenho observado e apurado meu olhar para os pacientes durante a execução de um trabalho em uma sessão de Arteterapia. Suas reações, expressões faciais ou orais... Tenho visto profundos suspiros, sorrisos, gargalhadas, lágrimas, a aparição de lembranças, manifestações de resistência, raiva, choro, alívio, satisfação...

Creio que nesse meio tempo o indivíduo encontra-se em um verdadeiro diálogo consigo mesmo. Acredito que ao produzir um trabalho, a imagem projetada no papel, ou qualquer outra linguagem plástica, reflete conteúdos pessoais profundos daquele que a está criando.

Conteúdos inconscientes que são ali expressados, objetivados e materializados possibilitam que o paciente literalmente visualize e confronte suas questões. A partir de então ele tem *insights* e devolve para o trabalho suas sensações e percepções. O processo repete-se inúmeras vezes, constituindo-se assim em um intenso movimento de ir e vir entre paciente e expressão, autor e obra.

Nesse momento exato, o paciente está encarando aquilo que lhe é tão próprio, mas que de alguma forma é "desconhecido", algo que antes não tinha nome, identidade ou sequer condições de se manifestar. Visualizar essas realidades tão ocultas não é fácil. Naturalmente, causa reações das mais variadas. E é muito importante que o terapeuta esteja atento a elas, acolha-as e possa também trabalhar com tais manifestações.

Neste processo é essencial que o paciente possa, além de falar sobre o resultado de sua criação, explorar as sensações e reações que manifestou enquanto criava. Dar lugar a essa reflexão amplia as possibilidades de o paciente se ver, se falar e se conhecer.

A resistência em Arteterapia

Publicado em 02/02/13

> *[...] pois fica um pouco mais difícil para alguém negar aquilo que acabou de fazer, bem como de perceber o quanto se posiciona... As possibilidades de se perceber nas suas dificuldades, dadas as imposições deferidas pelo próprio uso dos materiais plásticos, confere ao usuário as noções de limitação, aceitação e humildade diante de suas dificuldades, tornando-o mais humano, mais próximo de si mesmo e dos demais.* Maria Cristina Urrutigaray

Há algum tempo escrevi para este *blog* um texto chamado "*Susto*", falando sobre o potencial que a Arteterapia possui de convocar conteúdos desprezados por repressão ou resistência do paciente. Na terapia verbal o terapeuta pode sinalizar ou sublinhar algum conteúdo, na tentativa de chamar a atenção do paciente para determinada questão. Mas, em Arteterapia, ao materializar por si mesmo sua fala em imagens, muitas vezes o paciente se vê em um confronto consigo mesmo.

Embora essa dinâmica seja muito comum, é possível que ela não ocorra. Sim, é possível que o paciente negue aquilo que acabou de criar. E nos últimos tempos tenho refletido bastante sobre a resistência na Arteterapia.

Em minha prática, tenho percebido que os pacientes podem não reconhecer algum conteúdo expressado, contradizer o que dizem por imagem e o que dizem em palavras, refutar qualquer tipo de interpretação do terapeuta... E isso não é tão raro de acontecer.

Creio que o arteterapeuta precisa pensar-se quanto à responsabilidade pelo instrumento que tem nas mãos. Que mesmo sendo um profissional apto a fazer uma leitura das imagens e capaz de levantar hipóteses para o processo terapêutico, não se coloque em posição de poder, como aquele que pode interpretar e devolver para o paciente o seu próprio olhar. Isso significa atropelar todo o processo terapêutico, não respeitando o ritmo do paciente e "fazendo o trabalho" para ele.

Relendo o texto "Susto", ratifico o que escrevi na época, pois se o paciente resiste é porque ele não pode fazer diferente nesse momento, ele está se defendendo de algo que lhe é dolorido:

> [...] mesmo com esse confronto "físico", o paciente ainda assim se recusa a encarar os conteúdos, deixando-os permanecerem inconscientes e em uma atuação "irresponsável". Se isso acontece, o terapeuta deve respeitar esse limite do paciente, pois se ele não o reconhece, não é por acaso, e tem direito a ter seu tempo próprio. (MORAES, 2013)

No final do texto *Repetir, Recordar e Elaborar*, Freud relata de médicos principiantes na psicanálise que vinham pedir conselhos a ele sobre casos nos quais haviam apontado a resistência ao paciente e mudança alguma teria acontecido. Na verdade "a resistência tornou-se ainda mais forte, e toda a situação ficou mais obscura do que nunca". Por fim, ele conclui que:

O médico nada mais tem a fazer senão esperar e deixar as coisas seguirem seu curso, que não pode ser evitado nem continuamente apressado. (FREUD, 1914a)

Essa elaboração das resistências pode, na prática, revelar-se uma tarefa árdua para o sujeito em análise e uma prova de paciência para o analista. Todavia, trata-se do trabalho que efetua as maiores mudanças no paciente [...]. (*Idem*)

É o ato que se inscreve

Publicado em 17/03/14

Ultimamente tenho pensado sobre a **palavra** e o **ato**. Nas nossas relações cotidianas podemos falar através de palavras, mas tenho observado que essas podem ser ditas despretensiosamente ou facilmente "levadas pelo vento". Mas falamos também através do ato: como nos posicionamos ou não – o que já é um posicionamento – perante o outro e as situações. Ouso dizer que é pelo ato que verdadeiramente nos falamos. E é através dele que de fato nos responsabilizamos.

Essas são reflexões aquecidas nos diálogos com minha supervisora, uma psicanalista, e trago aqui uma de suas frases que recorrentemente me vem à mente: *"As palavras são enganosas. É o ato que se inscreve."*

E o que isso tem a ver com nosso objeto de estudos, a Arteterapia? As psicoterapias em geral são estruturadas em sua maior parte pela comunicação verbal. E não há dúvidas de que elas têm o seu lugar. Mas creio que a Arteterapia propõe um processo terapêutico que por definição abre espaço para o ato; neste contexto, o ato criativo.

Há algum tempo escrevi um texto para este *blog* chamado *O Repetir, a Atuação e o Ato Criativo* trazendo citações do clássico texto *Recordar, Repetir e Elaborar* de Freud e defendi:

[...] ao perceber, na minha prática como arteterapeuta, que vejo o ato criativo também como uma atuação... Quando o paciente tem dificuldade de iniciar um trabalho, quando esse trabalho fica vazio ou cheio, demasiadamente organizado ou desorganizado, com cores intensas ou cores pastéis, se se debruça sobre ele ou o executa de forma rasa, seus movimentos corporais... são apenas algumas das maneiras do paciente atuar no ato criativo. (MORAES, 2013)

Dando prosseguimento à reflexão, vejo ato criativo como um ato. É fala, sem palavras. Na sessão de Arteterapia, o paciente faz uso das palavras, mas em paralelo tem a oportunidade de falar através do seu ato criativo. Seu atuar enquanto cria, como lida com cada material, quando por meio de formas, movimentos, composições e cores, produz: **ato**.

Essa é a razão pela qual cada vez mais meu olhar tem se ampliado, não apenas para o simbolismo do resultado do trabalho, mas para o processo criativo do paciente; pois ele é ato.

E se o ato é o que se inscreve, em Arteterapia à medida que a criação vai se "coisificando" (termo utilizado pela arte), naturalmente o ato se inscreve em objeto. Objeto que servirá para o confronto de um diálogo interno entre o autor e sua obra.

A angústia do papel em branco

Publicado em 27/05/13

Não é raro quando entregamos um papel em branco para um paciente iniciar um trabalho, ele relatar sentir angústia. Em muitos momentos o papel em branco é intimidador, e para cada paciente isso é vivenciado de forma muito pessoal. Já ouvi muitas associações relatadas por pacientes, mas percebo que na maioria dos casos o sentimento resume-se ao medo.

Medo de quê? Não é simplesmente medo de um papel em branco. O medo desse papel remonta (repete) medos que os pacientes guardam dentro de si. Medo de se expor a fazer algo que está além de sua zona de conforto, que foge ao seu controle. Medo de tentar e errar. Medo de sair do conhecido e fazer algo novo. Medo de ao se colocar, ser inadequado, errado ou parecer ridículo. Medo de encarar que aquilo que ele planeja nem sempre será aquilo que se concretizará. Medo de aceitar aquilo que ele produz e que é seu.

Medos tão frequentes na rotina do paciente e que se presentificam na sessão de Arteterapia apenas com o fato de receberem uma folha em branco. Dar ouvidos a esses medos fala muito sobre quem é o paciente que está à sua frente.

Após essa etapa, em Arteterapia, o paciente tem a oportunidade de fazer pequenos movimentos de encarar seus medos, ao reconhecer o que lhe dará mais segurança para iniciar o processo. Nesse momento, é muito importante que o arteterapeuta tenha recursos a disponibilizar para seu paciente. Propor, por exemplo, o uso de tintas, buscando o abstrato (pois esse não demanda muita exigência técnica), buscando apenas cores e formas que sejam compatíveis com o que ele está sentindo, geralmente é um bom pontapé inicial.

Com o passar do tempo o papel em branco não será mais tão ameaçador. O paciente vai se fortificando, ganhando segurança, autonomia e ousadia para conhecer seus medos e coragem para encará-los. E a partir desses movimentos, dentro da sessão em Arteterapia, certamente o paciente voltar-se-á de forma diferente para os medos que tem em sua vida.

Feio e Belo

Publicado em 15/04/13

O `Belo Interior` é aquele para o qual nos impele uma necessidade interior quando se renunciou às formas convencionais do Belo. Os profanos chamam-na feiura. O homem é sempre atraído, e hoje mais do que nunca, pelas coisas exteriores, não reconhecendo de bom grado a necessidade interior. Kandinsky

É comum que a clínica da Arteterapia seja procurada por pessoas que já têm a prática na arte: trabalhos manuais, artesanato, artes visuais... Por um lado, o conhecimento de algumas técnicas é interessante, pois o paciente sente-se à vontade no manuseio dos materiais. Tais pessoas, porém, são muito comprometidas com a estética, com o belo, até porque essas produções necessitam de aprovação do público, além da preocupação com "o que é vendável". Não admitem produzir algo que fuja das regras do belo e seja esteticamente feio. Em alguns momentos do processo terapêutico, porém, é necessário justamente encarar e trabalhar com o que é "feio" e afeta. Vale ressaltar que aqui não me refiro ao feio do paciente inseguro com o material, frustrado com a pouca intimidade com ele e com falta de suporte do arteterapeuta. Mas ao feio que o paciente produz, independentemente do material, que expressa seus sentimentos com honestidade.

Recentemente, uma paciente que já tinha um histórico com trabalhos manuais espantou-se com a máscara de um senhor ranzinza que ela criou em tons de marrom. Ficou se comparando às outras participantes do grupo que produziram máscaras coloridas e alegres. Dizia: *"Credo! Como posso ter feito algo tão feio?!? E eu odeio marrom!"*. Ficou tão mexida com aquela imagem que levou para sua terapia individual a sensação tão forte de ter produzido aquela "feiura". A paciente percebeu que, embora estivesse acostumada a somente produzir coisas belas, esse trabalho expressava uma *"Necessidade Interior"*: um aspecto ranzinza, rígido e ácido que nasceu dentro dela, depois de episódios tão difíceis vividos ultimamente, como doenças e conflitos familiares.

Nesse momento, criar algo feio, não esperado externa ou socialmente, faz todo sentido. Torna-se, inclusive, uma experiência libertadora, pois assim o indivíduo pode admitir e expressar da forma mais honesta possível consigo mesmo seus sentimentos mais profundos e verdadeiros. E assim, o que é feio na ótica da estética, torna-se o que Kandinsky chamou de o "Belo Interior".

O Racional e a Arte

Publicado em 08/07/13

Tenho escrito abordando a possível *dificuldade* de expressão verbal com a qual o processo da psicoterapia pode se deparar. Hoje, porém, eu gostaria de falar de um outro fenômeno. Falo de pessoas que têm *bastante facilidade* com a expressão verbal, que de fato *"sabem falar"* muito bem sobre si. Pessoas cultas, inteligentes, que já fazem psicoterapia há um bom tempo ou até profissionais da área psi (eu me reconheço nesse perfil, em minha terapia pessoal). São pessoas que sabem discorrer muito bem sobre qualquer questão que abordem. Um olhar apurado, porém, observaria que esses pacientes têm a tendência de explicar, racionalizar, sem um "mergulho profundo" em si e em suas questões.

Penso que a Arteterapia é um excelente recurso para esse perfil de paciente, pois o tira do "lugar conhecido", do "lugar fácil de se transitar" que é a fluência verbal. Tenho acompanhado pacientes com essa característica que, ao serem convidados a falar em outra linguagem, sentem o impacto e podem se reconhecer nesse verdadeiro desafio. Esse "tirar o tapete" confortável do paciente pode trazer muitas reflexões para o processo terapêutico. Susan Bello diz:

> A arte, de acordo com Jung, é um meio... de expressão oposto ao logos (o intelecto) que se comunica por palavras. A palavra,

Jung acreditava, é uma característica que limita os modos pelos quais podemos nos expressar. Aprendemos a expressar a mente racional com palavras, mas outras formas de percepção podem não se transcrever tão claramente dessa maneira. A arte expressa um contexto de pensamento que não é linear, desafiando construções racionais de causa e efeito, às vezes, as defesas do intelecto. (BELLO, pp. 34-35, 2007)

Essa autora escreve sobre a técnica da *Pintura Espontânea* e defende:

Quando a mente está num estado alterado (diferente da consciência racional controladora do ego), é capaz de acessar impulsos da mente inconsciente [...] podem manifestar-se numa variedade de modos: pensamentos intuitivos, *insights*, um desejo forte de fazer alguma coisa sem saber por que, experiências espirituais e excepcionais etc. Pessoas que recebem esses impulsos podem espontaneamente expressar suas inspirações em imagens simbólicas e outras formas criativas. (*Ibidem*, pp. 25-26)

Divã e Arteterapia

Publicado em 13/05/13

Quando se pensa em um *setting* psicanalítico, automaticamente nossa mente remete-se a um divã. Tão criticado ou tão adorado, esse é um dos pilares dessa técnica. *Grosso modo*, a importância do divã está no fato de que, deitado, de costas para o analista, o paciente não poderá buscar em seu olhar qualquer sinal, seja de aprovação, espanto, decepção, ou buscar nele uma "resposta". Isso faz com que o paciente vá trilhando um caminho muito próprio e que a partir da associação livre vá adentrando por caminhos desconhecidos e profundos que lhe pertencem. Ao analista cabe o papel de fazer algumas intervenções, como que se estivesse balizando esse caminhar. Fica aí o desafio do paciente de se responsabilizar por sua caminhada, e o desafio do analista de que, com sua teoria e técnica (e ansiedades), não atropele os passos de seus pacientes.

Eis aí algo que aprendi com a psicanálise! Dar passagem para que cada vez mais meus pacientes caminhem com as próprias pernas em suas reflexões no processo terapêutico. À medida que vão encontrando o caminho, vou me calando, permitindo-os "ir". Neste contexto, de fato, a ausência do "olho no olho" faz diferença.

Minha motivação para escrever este texto veio ao atender uma paciente com queixas de sintomas depressivos e psicossomáticos. Esta paciente já havia ido a várias especialidades médicas. "Nenhum remédio faz efeito, nada melhora." Após algumas sessões, minha sensação era de que a consulta comigo era como mais um médico ao qual ela se queixava de seus sintomas e em seguida perguntava: "E então, o que eu tenho que fazer para melhorar?". Os atendimentos eram difíceis, o discurso "cortado", limitando-se a responder minhas perguntas. As sessões estavam tornando-se sem sentido para a paciente e, confesso, eu mesma me questionava sobre meu trabalho com ela.

Até que um dia decidi lançar mão de um simples desenho em preto e branco e lápis de cor. E pedi que, enquanto conversávamos, que fosse colorindo a imagem...

Que sessão interessante!!! Enquanto a paciente olhava para o desenho e o pintava, pôde me dizer coisas nunca antes ditas, como seu medo de ficar sozinha desde quando era criança e como tem medo de ficar sozinha agora, na velhice. Tenho a impressão de que não estar olhando nos meus olhos, aguardando meu "parecer", possibilitou que ela pudesse dar os primeiros (próprios) passos em seu caminho de autoconhecimento.

Arteterapia como vara de pescar

Publicado em 20/01/14

Tenho feito alguns movimentos de mudança na minha atuação como arteterapeuta. Percebi que a prática da Arteterapia, por trabalhar com técnicas e materiais plásticos, pode tornar-se bastante diretiva e com isso trazer algumas pedras de tropeço ao arteterapeuta. Já tenho dividido tais reflexões com o grupo de estudos que coordeno e com outros colegas de trabalho. Hoje gostaria de dividir com vocês que acompanham este *blog*.

Cada vez mais acredito na Arteterapia que coopera para que o **paciente** seja **protagonista** do seu processo terapêutico e para que o **terapeuta** torne-se **coadjuvante** nele. Encontrei eco para essas reflexões na fala de Juliana Bastos Ohy:

> A arteterapia trabalha a autonomia na medida em que o indivíduo torna-se independente do terapeuta, pois é ativo e cria nas sessões o EU; enquanto autor tem a capacidade de imaginar o futuro e reconstruir o passado. (OHY, p. 143, 2013)

Nesse contexto, cada vez mais o arteterapeuta sai de cena, abrindo espaço para que o paciente transite, mova-se, trabalhe. É possível chegar a um momento em que o arteterapeuta torna-se quase um espectador do caminhar de seu paciente.

O arteterapeuta conhecedor de suas ferramentas, do potencial de cada uma delas e de quando utilizá-las, atua como um grande "provocador" para que o paciente se (re)pense, se (re)conheça, se movimente e continue caminhando. Ao receber a proposta, o paciente mergulha na sua imagem, dialoga com ela (consigo), age, mexe, transforma. Trabalha: o trabalho é dele!

O arteterapeuta que assim atua não interpreta, não dá a resposta, não dá "a palavra", não diz o porquê. Ele dá o instrumento de trabalho, o recurso, e segue ao seu lado dando suporte e balizando o caminho que só o paciente pode trilhar.

O arteterapeuta não dá ao seu paciente o peixe, dá a vara de pescar.

Repetição Criativa

Publicado em 17/06/13

Tenho observado alguns pacientes que em psicoterapia relatam verbalmente sua questão e tais relatos repetem-se, repetem-se, sessão após sessão. Não é raro os próprios pacientes incomodarem-se com tal repetição verbal e trazerem a sensação de que "não estão saindo do lugar".

De fato, por algum motivo, estão ali presos, e essa repetição faz parte do processo terapêutico. É necessário repetir. Tenho feito críticas ao trabalho de psicoterapia que, de forma ansiosa e sem respeitar o tempo e as possibilidades do paciente, tenta tirá-lo desse lugar de repetição verbal.

Percebo que a Arteterapia é um recurso muito interessante para esse fenômeno, pois através da sua riqueza de possibilidades expressivas possibilita uma "repetição criativa". Ângela Philippini diz:

> [...] essa questão poderá ser repetida através de uma infinidade de atividades plásticas expressivas diferentes, quantas vezes sejam necessárias, para permitir o livre trânsito dos conteúdos inconscientes rumo à consciência. (PHILIPPINI, p. 16,2009)

Repetir através da escrita criativa, por imagens, pinturas, desenhos, colagens, esculturas... As reflexões do paciente sobre a questão que se repete, ganham fôlego através da "repetição criativa".

Em um segundo momento, a Arteterapia também pode responder à sensação de "não estar saindo do lugar", ao proporcionar ao paciente recursos de mudança de perspectiva e mudança de movimentos em cada trabalho. Nas palavras de Maria Cristina Urrutigaray:

> A cada "elemento estranho" pede-se ao paciente que tente reproduzir sozinho, em outra organização, dando-lhe uma dimensão maior, mais amplificada de seu estado original. A cada ampliação resultante, realizam-se novas visualizações, novas análises. E, a cada interpretação efetuada, mais o sujeito se aproxima de um estado de interiorização e de busca pela sua integração. (URRUTIGARAY, p. 108, 2011)

PSICANÁLISE E ARTETERAPIA
Encontros e desencontros

Publicado em 11/04/16

A formação em Arteterapia no Brasil dá-se basicamente por embasamento teórico na Psicologia Analítica de Carl Gustav Jung, e é inquestionável sua contribuição teórica para essa prática terapêutica. Entretanto, percebo que ao aceitarmos o convite para o aprofundamento na teoria junguiana, somos sutilmente convidados a torcer o nariz para Freud, psicanálise e afins (o inverso também é verdadeiro).

Lembro-me dos tempos da faculdade em que eu frequentava paralelamente grupos de estudos freudianos e junguianos, e quando observava algum olhar de interrogação sobre esta prática, pensava: *"Pessoal, Freud e Jung brigaram em 1913; mais de cem anos se passaram, a gente não precisa continuar brigando."*

Penso ser um engano deixar de estudar as teorias desenvolvidas a partir de tanto estudo e observação apurada do ser humano (tão plural) justificando-se por passagens da biografia do teórico, seus afetos e desafetos. E penso que não há como um terapeuta que se proponha a trabalhar com o conceito de inconsciente não ler Freud, o primeiro a sistematizar esse conceito e seus desdobramentos.

Dessa forma, eu, uma arteterapeuta (por formação, vocação e prática), venho me aprofundando nos estudos sobre a psicanálise e os articulando com a prática da Arteterapia. A psicanálise é uma teoria que contribui muitíssimo para o olhar e o manejo na clínica, e tem sido um caminho instigante pensar sobre os encontros e desencontros entre esses dois saberes.

Uma articulação sobre a qual me venho debruçando dá-se na associação entre o divã e a Arteterapia. A ideia de se deitar ao divã no *setting* psicanalítico assusta muita gente. Eu, particularmente, não compreendia a potência dessa prática até me submeter a ela (sim, sou paciente de psicanálise ortodoxa desde 2013).

Um dos motivos pelos quais se usa o divã é para que o paciente se liberte do olhar do analista, pois de costas o paciente não poderá buscar sutis expressões faciais, qualquer sinal em seu olhar – aprovação, espanto, decepção... – ou buscar nele uma "resposta" que influencie ou contamine o fluxo do seu discurso. O paciente liberta-se da expectativa de manter um diálogo construído, coerente (racionalizado) com seu analista, e nessa configuração segue trilhando um caminho muito próprio, e a partir da associação livre vai adentrando por caminhos desconhecidos e profundos que lhe pertencem.

Nesse sentido, cada vez mais tenho explorado o potencial de não estar no campo de visão do meu paciente. Posso pedir para ele "simplesmente" colorir um desenho ou "apenas" ficar manipulando um pedaço de argila *enquanto fala*. Percebo que esse procedimento coopera para que o paciente rebaixe sua consciência (resistência), desloque um pouco da expectativa do diálogo com sua terapeuta e fale mais livremente. Abre-se um campo para o espontâneo (tão potente!)

e percebo que no fim desse processo, fatalmente, tanto a expressão verbal quanto a imagem surgida falaram surpreendentemente.

Em outro momento, quando o paciente mergulha em um processo criativo, em um profundo diálogo com o material (consigo mesmo), desloco-me para uma posição lateral, para que ele tenha espaço para "caminhar". Este formato coopera para que o paciente invista de si naquela produção, responsabilizando-se como autor e protagonista de sua obra/vida. Ele caminha, pensa, (se) cria e (se) constrói.

Muito se brinca com a imagem do analista desatento, sentado, cochilando enquanto o paciente fala sem vê-lo. Mas essa imagem não é real se estamos falando de um terapeuta com comprometimento ético e que tem amor pelo seu paciente. Esse lugar de *estar ao lado* sustentando pela transferência, um campo de batalha interna, um espaço de autoconhecimento e promoção de saúde para um sujeito, deve ser ocupado por alguém consciente e preparado para sua tamanha responsabilidade.

Em um próximo texto darei seguimento a essa instigante investigação sobre os encontros e desencontros entre duas das minhas grandes paixões: a Psicanálise e a Arteterapia.

Sobre uma observação intuitiva

Publicado em 13/02/17

Dentro dos meus estudos em Psicanálise, tenho me dedicado ao texto *À guisa de Introdução ao Narcisismo* escrito por Freud em 1914. Durante essa leitura tenho exercitado duas escutas: a primeira para o conteúdo teórico em si, mas paralelamente ao manejo de Freud em sua articulação teórica e escrita.

Esse texto é um dos pilares da teoria psicanalítica e ponto de partida para tantas linhas de raciocínio posteriores na Psicanálise. Mas, ao longo do texto, Freud deixa claro que, enquanto escreve, está construindo suposições a partir de sua observação clínica. Nele encontramos expressões como *"é provável"* ou *"é possível"*, *"tal hipótese é útil"*, *"podemos considerar"*...

Freud esclarece seu procedimento ao se ver diante da inexistência de alguma teoria sobre as pulsões, afirmando que assim sendo:

> [...] nos é permitido, ou mesmo necessário, elaborar alguma suposição inicial e aplicá-la de modo coerente até que ela fracasse ou se confirme. (FREUD, p. 101, 1914b)

Mas, reconhecedor da possibilidade do equívoco ao longo deste processo, afirma:

Contudo, também serei coerente o bastante para abandonar essa hipótese se, a partir do próprio trabalho psicanalítico, surgir outra premissa sobre as pulsões que se mostre mais apropriada. (Ibidem, p. 100)

Naturalmente o exercício do levantamento de hipóteses não se dava gratuitamente, mas absolutamente a partir da observação clínica de Freud, na qual ressalta a importância da prática de *"uma ciência construída sobre a interpretação de dados empíricos".*

Assim, sobre o devido valor da observação e da formação de ideias, Freud conclui:

[...] a ciência dar-se-á por satisfeita com ideias básicas, nebulosas e ainda difíceis de visualizar, sempre, porém, com a esperança de, mais adiante, no decorrer de seu desenvolvimento, vir a apreender tais ideias com mais clareza, mostrando-se ainda disposta a eventualmente trocá-las por outras. Afinal, o fundamento da ciência não são as ideias, mas sim a observação pura sobre a qual tudo repousa. Elas [as ideias] não são a base mas o topo do edifício, e podem, sem prejuízo, ser substituídas e removidas. (*Idem*)

Por que citar Freud e seu texto À *guisa de Introdução ao Narcisismo?*

No texto que escrevo hoje, não cabe o aprofundamento dos conceitos da teoria psicanalítica. Mas trata-se de um teórico que escolhi estudar, e **cuja disponibilidade me inspira** quanto à flexibilidade do pensar e ao autorizar-se a articular, a partir de sua observação clínica.

Ler sobre as articulações de Freud fez-me lembrar meu percurso na Arteterapia e no *blog* "Não Palavra". Essa empreitada só deu seus primeiros passos quando decidi estudar e observar intuitivamente cada momento da minha prática na Arteterapia, seja na clínica individual ou grupal, no Hospital Adventista Silvestre ou na clínica particular, nos cursos, palestras e supervisões. Em paralelo, propus-me a registrar minhas percepções e a compartilhar com aqueles interessados em dialogar.

Para manter-me consciente do meu propósito, inseri como subtítulo do *blog* o "Pensando a Arteterapia". A palavra "pensando" colocada no gerúndio deixa clara a premissa a partir da qual me autorizei a iniciar este ousado projeto: *esse é um caminho de reflexão*, um processo ao qual se faz necessário abrir mão da (falsa) segurança do "está pronto". Essa proposta, inclusive, permite-me escrever e mais à frente me retificar, caso seja necessário.

E esse é o convite que desejo estender aos amigos do *blog* "Não Palavra". Que neste ano lancem-se à prática da Arteterapia em suas diversas modalidades e que, em paralelo, exercitem sua observação intuitiva. Que para sedimentar suas articulações, escrevam sobre suas percepções, intuições, hipóteses, teorizações, sem a preocupação excessiva de chegar ao "pronto" – não existe "o pronto", existe o caminho trilhado até hoje. Que tentem dialogar suas ideias com teóricos que já estiveram em algum lugar similar. E que, por fim, compartilhem seus escritos com seus pares, pois o outro é peça fundamental nesse percurso ao fazer espelhamento e devolutivas que nos mostrem pontos cegos, furem nossas certezas e nos motivem a continuar buscando.

Na última semana, lançamos o *"Não Palavra abre as portas"*, convidando aos arteterapeutas, estudantes e demais interessados pela arte e seus desdobramentos, para que sejam parceiros coautores do *blog* escrevendo textos e compartilhando suas articulações.

Que em 2017 o *blog* "Não Palavra" seja um espaço de registros de estudos e práticas em Arteterapia. E que os que acreditam nela possam se lançar à sua prática com a mais aguçada e intuitiva observação.

REFERÊNCIAS

BELO, Susan. *Pintando Sua Alma: Método de desenvolvimento da personalidade criativa*, Ed. Wak, Rio de Janeiro, 2007.

FREUD, Sigmund. *Recordar, Repetir e Elaborar*. Obras Completas, vol. XII, 1914a.

_____"Á guisa de introdução ao narcisismo". *In Escritos sobre a Psicologia do Inconsciente*, Volume 1. Ed. Imago, Rio de Janeiro, 2004.

HAUSER, Arnold. *História Social da Literatura e da Arte*. Ed. Mestre Jou, São Paulo, 1982.

KANDINSKY, Wassily. *Do Espiritual na Arte*. Ed. Martins Fontes, São Paulo, 1990.

MORAES, Eliana. "O Repetir, a Atuação e o Ato Criativo". Disponível em: http://nao-palavra.blogspot.com.br/2013/07/o-repetir-atuacao--e-o-ato-criativo.html

MORAES, Eliana. "Susto". Disponível em: http://nao-palavra.blogspot.com.br/2013/09/susto.html

OHY, Juliana. "A doença de Alzheimer e a Arteterapia: Benefícios terapêuticos trazidos pelo grupo e a experimentação de recursos plásticos". *In: Estudos em Arteterapia: A arte e a criatividade promovendo saúde*. Ed. Wak. Rio de Janeiro, 2013.

PHILIPPINI, Angela. *Linguagens e Materiais Expressivos em Arteterapia: Uso, indicações e propriedades*. Ed. Wak, Rio de Janeiro, 2009.

URRUTIGARAY, Maria Cristina. *Arteterapia: A Transformação Pessoal pelas Imagens*. Ed. Wak. Rio de Janeiro, 2011.

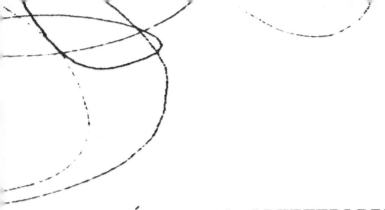

A PRÁTICA DA ARTETERAPIA

Especificidades da Arteterapia

Pensando a Arteterapia, 56

O manejo do fenômeno da projeção em Arteterapia (parte I), 58

O manejo do fenômeno da projeção em Arteterapia (parte II), 61

A PERCEPÇÃO DE SI DENTRO DO AGIR
Especificidades da Arteterapia, 65

A ESCUTA DO AGIR
Da Psicanálise para especificidades da Arteterapia, 70

PENSANDO AS ESPECIFICIDADES
Em busca da identidade, 74

REFERÊNCIAS, 79

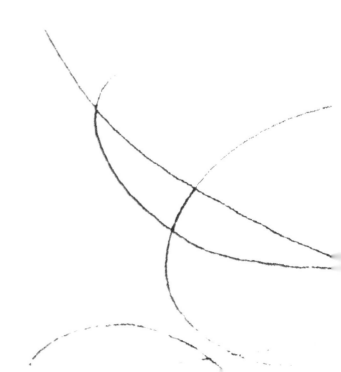

Pensando a Arteterapia

Publicado em 18/12/14

Há muros que só a paciência derruba.
Há pontes que só o carinho constrói.

Cora Coralina

Estes versos de Cora Coralina chegaram até mim em um cartão de natal que recebi de uma paciente. E automaticamente me lembrei das discussões que o grupo de estudos que coordeno, A *Prática da Arteterapia*, construiu durante o ano de 2014.

Ao refletirmos sobre as especificidades do processo Arteterapêutico e a atuação do arteterapeuta diante do paciente, observamos que não raras vezes o arteterapeuta prioriza as técnicas que proporá ao seu paciente/cliente e dispersa-se do que é mais importante no *setting* terapêutico: o próprio paciente/cliente. Discutimos sobre o risco, tão sutil e na mesma proporção perigoso, de que o arteterapeuta pode se perder: em sua atuação, narcisicamente voltar o olhar para si, suas interpretações, seus desejos, sua ansiedade, suas necessidades... Dessa forma, dispersa-se do protagonismo do paciente em seu caminho de autoconhecimento. Jornada que pertence exclusivamente a ele, e ao arteterapeuta cabe estar junto.

A cada encontro discutimos como é importante que o arteterapeuta esteja atento e se instrumentalize teoricamente sobre os fenômenos da relação paciente-terapeuta: a transferência e a contratransferência e seus manejos. Que mesmo a

Arteterapia tendo como especificidade a utilização das técnicas expressivas como base, a relação paciente/cliente e terapeuta manifesta-se de forma imperativa. E se o arteterapeuta não estiver instrumentalizado para manejá-la em paralelo às técnicas expressivas, não estará alcançando seu trabalho como terapeuta de forma plena.

Ao percebermos essa lacuna em nossas formações, dedicamo-nos à leitura de textos que nos embasassem teoricamente sobre tais fenômenos, e discutimos como esses conceitos manifestaram-se na prática de cada arteterapeuta participante do grupo. Assim, a partir de uma grande discussão e troca, o grupo chegou a algumas importantes conclusões e pontos de atenção para a prática da Arteterapia.

Primeiramente, o protagonismo do paciente em seu caminho de autoconhecimento e o papel do arteterapeuta de estar lado a lado. Além disso, discutimos sobre os fenômenos da relação paciente/terapeuta, a importância de suas visualizações e manejos e a necessidade do arteterapeuta (ser humano que é) ter espaços para pensá-los: sua terapia pessoal, supervisão e grupo de estudos. Assim, tomamos como propósito para 2015 estudarmos e discutir o triângulo paciente-terapeuta-material, e sobre como podemos contribuir para que nossa profissão estabeleça-se cada vez mais na área da saúde, em equipes interdisciplinares e instituições.

Estamos engajadas no propósito que o nome deste *blog* já traz: "Pensando a Arteterapia". E estendemos nosso convite para aqueles que, apaixonados ou ainda curiosos, tenham o desejo de partilhar conosco esta jornada. Que venha 2015!

O manejo do fenômeno da projeção em Arteterapia (parte I)

Publicado em 18/05/15

Em dezembro de 2014, pude registrar no *blog* "Não Palavra" o fechamento das discussões daquele ano do grupo de estudos *A Prática da Arteterapia* no texto "Pensando a Arteterapia", do qual retomo a discussão:

> [...] como é importante que o arteterapeuta esteja atento e se instrumentalize teoricamente sobre os fenômenos da relação paciente-terapeuta: a transferência e a contratransferência e seus manejos. Que mesmo a Arteterapia tendo como especificidade a utilização das técnicas expressivas como base, a relação paciente/cliente e terapeuta manifesta-se de forma imperativa. E se o arteterapeuta não estiver instrumentalizado para manejá-la em paralelo às técnicas expressivas, não estará alcançando seu trabalho como terapeuta de forma plena. (MORAES, 2014)

Nossas discussões avançaram para o conceito de projeção, fenômeno que nos acontece a cada instante em nossos "encontros" interpessoais e em outros estímulos. De acordo com a teoria junguiana, a projeção é um processo inconsciente automático, através do qual um conteúdo inconsciente para o sujeito é transferido para um objeto, fazendo com que esse conteúdo pareça pertencer ao objeto. Assim, o sujeito desprende de si um conteúdo, por exemplo: um sentimento, e fixa-o num objeto, atraindo-o para a esfera subjetiva.

Fazendo um recorte desse fenômeno para a clínica, voltamos o olhar para a projeção de um sujeito (o paciente) para outro ser humano (o terapeuta), e assim é denominado o fenômeno da transferência. A outra via desse fenômeno, do terapeuta para o paciente, contratransferência.

Entretanto, uma especificidade da Arteterapia dá-se pela introdução de um terceiro elemento nesta relação: o "material" (em um sentido amplo: o material plástico, a técnica expressiva, a imagem; ou seja, tudo aquilo que é *material*), o qual divide com o terapeuta o fenômeno da projeção. Nas palavras de Cláudia Brasil:

> Na relação terapêutica estabelecida em consultório, em que apenas duas pessoas se encontram, as projeções e a transferência são experimentadas de forma direta à pessoa, sem intermediações. Por isso, o uso de materiais plásticos e de recursos técnicos criativos promove o deslocamento da transferência entre duas pessoas e passa a ser uma tríade, na qual o terceiro elemento é o material utilizado. Assim, os complexos ativados são projetados para além do terapeuta, nos materiais. Nessa perspectiva, tanto o terapeuta quanto o cliente podem observar o produto final e a energia do complexo pulsando nas cores e formas. (BRASIL, p. 54, 2013)

A tríade "paciente – terapeuta – material" é a experiência cotidiana do arteterapeuta, e acredito ser imperativo o reconhecimento, o estudo e a instrumentalização do profissional de

Arteterapia para o manejo desse fenômeno. Pois **o processo terapêutico dá-se justamente no manejo da transferência** pelo arteterapeuta; que, em uma mão, terá a projeção para outro ser humano (o próprio terapeuta), e em paralelo, na outra mão, a projeção para o material, simultaneamente.

Essa tríade é um pilar da Arteterapia e é sua especificidade dentre os procedimentos terapêuticos. A terapia ocupacional é um campo do saber que já faz referência e teoriza sobre o manejo da tríade, porém com outro fim. Como campo do saber e procedimento com fim psicoterapêutico, a Arteterapia carece de pesquisa e embasamentos teóricos que nos instrumentalizem nesse sentido para nossa atuação como profissionais.

Em um próximo texto daremos seguimento ao compartilhar dessa jornada de estudos na busca de embasamentos teóricos para o manejo do fenômeno da transferência, especificamente na prática da Arteterapia.

O manejo do fenômeno da projeção em Arteterapia (Parte II)

Publicado em 22/02/16

Estamos em um momento crucial para a Arteterapia em nosso país, em meio ao processo de sua profissionalização. Uma das implicações dessa nova perspectiva é o movimento que a Arteterapia fará para que constitua sua identidade, seu corpo teórico e campo de atuação próprios.

Uma das especificidades da Arteterapia como procedimento terapêutico é o manejo do fenômeno da transferência, uma vez que por definição baseia-se no uso das técnicas expressivas no processo terapêutico. Esse "pequeno detalhe" acarreta uma série de desdobramentos para os quais se faz necessário que a Arteterapia teorize e instrumentalize o arteterapeuta para sua atuação profissional.

No texto publicado em 18 de maio de 2015, dei início a essa reflexão em um texto chamado "O manejo do fenômeno da projeção em Arteterapia (Parte I)" e hoje darei seguimento.

Retomando a questão, a projeção é um fenômeno inconsciente, natural e automático, no qual um conteúdo inconsciente para o sujeito é transferido para um objeto, fazendo com que esse conteúdo pareça pertencer ao objeto. Aqui entendemos "objeto" da forma mais ampla possível, sendo um objeto material, uma outra pessoa, uma obra de arte em suas mais variadas linguagens...

Fazendo um recorte desse fenômeno para a clínica, voltamos o olhar para a projeção de um sujeito (o paciente) para outro ser humano (o terapeuta), e assim é denominado o fenômeno da transferência. A outra via deste fenômeno, do terapeuta para o paciente, contratransferência. Entretanto, se estamos na clínica da Arteterapia, apresenta-se a especificidade da inclusão de um terceiro elemento nesta dinâmica, formando-se a tríade "terapeuta-paciente-material" – entendendo material em um sentido amplo como o material plástico, a técnica expressiva, a imagem.

A entrada desse terceiro elemento altera toda a dinâmica do processo terapêutico, uma vez que ele divide com o terapeuta o fenômeno da projeção. Nas palavras de Claudia Brasil:

> Na relação terapêutica, as projeções são diretamente feitas ao terapeuta, que, como uma tela em branco, ocupa esse lugar de ser alguém muito bom ou muito ruim, dependendo dos conteúdos que foram projetados pelo cliente... É no encontro analítico e precisamente na relação de transferência e contratransferência que a ferida será tocada... para que possa ser o espelho para o outro. (BRASIL, p. 51, 2013)

Nessa perspectiva é preciso entender que qualquer novo elemento que permeie essa relação pode provocar mudanças significativas no processo de espelhamento e da formação da consciência, o que colabora com a ideia de que os materiais podem ser considerados esse terceiro elemento. Um objeto que se relaciona com o terapeuta e com o cliente, não apenas como depositário das imagens, mas como troca significativa, na qual é imposto ao cliente um movimento, uma ação e um olhar para que possa se fazer entender no processo de criação. (*Ibidem*, p. 53)

Neste contexto apresenta-se uma nova configuração no *setting* terapêutico:

> [...] a ideia de um **terceiro** elemento... canaliza certas projeções, bem como uma quantidade de energia para os materiais... Logo percebemos que os materiais tomam uma dimensão, adquirem importância para o cliente e também para o terapeuta... tornam-se o centro do processo, e, em muitas situações, o cliente volta-se para sua obra de forma intensa, como uma mãe volta-se para o filho que nasce. (*Ibidem*, pp. 55-56)

Essa perspectiva desafia o arteterapeuta a uma mudança de lugar:

> [...] a relação tríade não exclui o terapeuta, mas inclui os materiais e a obra como cocatalizadores". (*Idem*)

> O terapeuta fica em uma posição lateral, preservado e menos solicitado afetivamente. (*Idem*)

> Ao terapeuta, cabe a tarefa de, na relação de transferência, propiciar um campo de acolhimento para essas manifestações autônomas do inconsciente. (*Ibidem*, p. 50)

Na prática, o que isso significa? É natural a pergunta: qual é o papel do terapeuta que compõe a tríade?

Básica e essencialmente, a importância do terapeuta está em sua presença! Estar ao lado do paciente enquanto ele trilha seu caminho de autoconhecimento. Vale ressaltar que essa dinâmica traz uma responsabilização ao paciente por seus próprios passos, convocando-o a ser autor de sua obra e protagonista de sua jornada. Ao terapeuta caberá dar sustentação para esse caminhar através de seu afeto na relação de transferência.

Durante esse processo, o terapeuta fará uso de sua técnica propondo os materiais e as técnicas expressivas. Dessa forma, é necessário primeiramente que ele tenha instrumentalização teórica e experiência com a riqueza de materiais, técnicas e suas propriedades, para que saiba oferecê-las durante o processo terapêutico. Em segundo lugar, é essencial que o arteterapeuta desenvolva uma escuta refinada e uma observação atenta *do paciente em seu processo*, e perceba em que momento se presentificar ou apenas permitir que seu paciente caminhe, enquanto desempenha seu papel principal: estar ao lado.

A relação terapêutica baseada na tríade é conhecida por outros campos de saber como na Terapia Ocupacional. E foi teorizada por grandes referências como a doutora Nise da Silveira. Entretanto, esses são outros corpos teóricos que não são especificamente Arteterapia. Que através da prática e da pesquisa, a Arteterapia permaneça caminhando na construção de sua identidade e corpo teórico próprios.

A PERCEPÇÃO DE SI DENTRO DO AGIR
Especificidades da Arteterapia

Publicado em 16/05/16

Estou Tonto
Estou tonto,
Tonto de tanto dormir ou de tanto pensar,
Ou de ambas as coisas.

O que sei é que estou tonto
E não sei bem se me devo levantar da cadeira
Ou como me levantar dela.
Fiquemos nisto: estou tonto.

Afinal
Que vida fiz eu da vida?
Nada.
Tudo interstícios,
Tudo aproximações,
Tudo função do irregular e do absurdo,
Tudo nada.
É por isso que estou tonto...

Agora
Todas as manhãs me levanto
Tonto...

Sim, verdadeiramente tonto...
Sem saber em mim e meu nome,
Sem saber onde estou,
Sem saber o que fui,
Sem saber nada.

Mas se isto é assim, é assim.
Deixo-me estar na cadeira,

> Estou tonto.
> Bem, estou tonto.
> Fico sentado
> E tonto,
>
> Sim, tonto,
> Tonto...
> Tonto.
>
> Álvaro de Campos*

Não é raro recebermos na clínica pacientes com a queixa de que se sentem improdutivos, inúteis ou estagnados naquilo que entendem que deveriam estar desenvolvidos. São pessoas que possuem projetos, que muitas vezes têm em mente onde querem chegar, que transitam bastante no campo da ideia. Não conseguem, porém, iniciar, concluir ou têm dificuldade de encontrar soluções dentro dos recursos disponíveis.

Certa vez ouvi, de alguém angustiado, que gostava de ir à praia porque lá podia relaxar sua mente, pensava naquilo que desejava conquistar, e disse *"então imagino que estou fazendo..."*. Imagino que estou fazendo. Esta frase gritou aos meus ouvidos.

Para a psicoterapia, essa questão terapêutica seria colocada através da fala do paciente. O processo dar-se-ia visando a tomada de consciência e elaboração desse hiato entre o pensamento e a ação, e a discussão sobre novos caminhos possíveis. E não há dúvidas de que essa é uma técnica que tem seu lugar. Entretanto, às vezes me pergunto se permanecer no

---

* Heterônimo de Fernando Pessoa.

campo da palavra não seria cooperar com o engodo do "falar sobre" a questão ao invés de justamente sair do ciclo vicioso do pensamento.

Uma de minhas grandes motivações profissionais para este ano é pensar a Arteterapia em suas especificidades teóricas e práticas. Estive pensando sobre o manejo do fenômeno da projeção/transferência no *setting* arteterapêutico pela especificidade da entrada do terceiro elemento: o material. Deixo convite àqueles que desejam se aprofundar mais na teoria da Arteterapia: que conheçam esse material.

Hoje trago à reflexão outra especificidade da Arteterapia: **o agir criativo como objeto de trabalho do arteterapeuta.** Quando compreendemos que o *agir criativo* é objeto de nossa escuta, observação e manejo, uma gama de articulações teóricas são necessárias para que o arteterapeuta instrumentalize-se para trabalhar. E é sobre esse tema que agora desejo mergulhar e compartilhar com os interessados e curiosos pela Arteterapia.

Inicialmente, quando recebemos um paciente/cliente com a queixa e angústia tão bem ilustradas por Fernando Pessoa, tonto em meio aos pensamentos, penso: eis aqui uma oportunidade para a Arteterapia! Ao ter como objeto de trabalho o *agir criativo*, a Arteterapia proporciona ao paciente a chance de romper com o aprisionamento dos pensamentos e observar-se em ato.

Fayga Ostrower, uma grande teórica da arte, mas que tem muito a contribuir para nosso estudo como arteterapeutas, diz que: *"**A percepção de si mesmo dentro do agir** é um aspecto relevante que distingue a criatividade humana".* E defende que:

> Criar não representa um relaxamento ou um esvaziamento pessoal, nem uma substituição imaginativa da realidade; criar representa uma intensificação do viver, um **vivenciar-se no fazer**; e, em vez de substituir a realidade, **é a realidade**; é uma realidade nova que adquire dimensões novas pelo fato de nos articularmos, em nós e perante nós mesmos, em níveis de **consciência** mais elevados e mais complexos. (OSTROWER, p. 28, 2014)

Dentro do *setting* arteterapêutico, o paciente tem a oportunidade de sair do ponto zero (fonte de angústia) e entrar em movimento. O *agir criativo* dá-se como um convite para que ele saia da inércia e faça movimentos (físicos, psíquicos e cognitivos) que serão ensaios para movimentos que fará na própria vida, abrindo espaço para o novo:

> Criar é basicamente formar. É poder dar uma forma a algo novo. [...] novas coerências que se estabelecem para a mente humana, fenômenos relacionados de modo novo e compreendidos em termos novos. (*Ibidem*, p. 9)

Fayga diz que o criar é um movimento produto das necessidades humanas:

> Movido por necessidades concretas sempre novas, o potencial criador do homem surge na história como um fator de realização e constante transformação. Ele afeta o mundo físico, a própria condição humana e os contextos culturais. (*Ibidem*, p. 10)

O *agir* amparado pelo continente do *setting* arteterapêutico é uma especificidade da Arteterapia dentre os procedimentos terapêuticos. Desta forma, o *setting* configura-se como um ambiente suportado pela transferência com o arteterapeuta para que o paciente **vivencie-se no fazer.** Que se perceba em suas dificuldades e resistências e tenha a oportunidade de enfrentá-las. Que em meio a essa experiência, ele possa tomar decisões sobre esse enfrentamento (ou não) e que, assim, ele se responsabilize por ela e por si como autor e protagonista da sua obra/história.

De toda forma, ao ouvirmos o relato angustiado *"... imagino que estou fazendo..."* o sutil convite do arteterapeuta é apenas (apenas?) *"Então vamos fazer?"*.

A ESCUTA DO AGIR
Da Psicanálise para especificidades da Arteterapia
Publicado em 27/06/16

Dando continuidade à série de reflexões sobre as especificidades da Arteterapia, tenho pensado sobre a **escuta do arteterapeuta**, uma vez que esse é um profissional que lida com alguns elementos específicos dentre os procedimentos terapêuticos. A escuta é o ofício primeiro de todo e qualquer terapeuta, mas o arteterapeuta deve desenvolver, apurar e instrumentalizar sua escuta nas especificidades da sua prática e profissão.

Essa reflexão foi iniciada em um texto anterior deste *blog*, chamado *"A percepção de si dentro do agir – Especificidades da Arteterapia"*, tomando como referência a fala de Fayga Ostrower: "A percepção de si dentro do agir é um aspecto relevante que distingue a criatividade humana". Para ela, o criar:

> [...] não representa um relaxamento ou um esvaziamento pessoal, nem uma substituição imaginativa da realidade; criar representa uma intensificação do viver, um **vivenciar-se no fazer;** e, em vez de substituir a realidade, **é a realidade.** (OSTROWER, p. 28, 1997)

Tenho proposto o conceito do *"agir criativo"* como uma especificidade da Arteterapia. E quando compreendemos que o *agir criativo* **é objeto de nossa escuta, observação e manejo,** uma gama de articulações teóricas são necessárias para instrumentalizar o arteterapeuta.

Para embasar minha prática venho articulando a Arteterapia com conceitos da Psicanálise, buscando seus encontros e desencontros*. Uma das referências teóricas que tomo para minha orientação como arteterapeuta é o texto *Recordar, Repetir e Elaborar* de Freud, que defende:

> [...] podemos dizer que o paciente não recorda coisa alguma do que esqueceu e reprimiu, mas expressa-o pela atuação ou atua-o (*acts it out*). **Ele reproduz não como lembrança, mas como ação**; repete-o, sem, naturalmente, saber o que está repetindo. (FREUD, 1914a)

Nesse texto, Freud alerta ao analista para que tenha escuta sobre os comportamentos de seu paciente. A maneira como ele se comporta em relação ao analista (a transferência) e os relatos sobre como se comporta em tudo aquilo que empreende em sua vida. Afinal, o paciente iniciará seu tratamento justamente angustiado por uma dessas repetições. E afirma que:

> Enquanto o paciente acha-se em tratamento, não pode fugir à essa compulsão à repetição; e no final, compreendemos que essa é a sua maneira de recordar... Logo percebemos que a transferência é, ela própria, apenas um fragmento da repetição, e que a repetição é uma transferência do passado esquecido, não apenas para o médico, mas também para todos os outros aspectos da situação atual... o paciente submete-se a compulsão à repetição, que agora substitui o impulso a recordar, não apenas em sua atitude pessoal para com o médico,

---

* Veja também o texto: *Psicanálise e Arteterapia – Encontros e Desencontros*.

mas também em cada diferente atividade e relacionamento que podem ocupar sua vida na ocasião – se, por exemplo, se enamora, incumbe-se de uma tarefa ou inicia um empreendimento durante o tratamento. (*Ibidem*)

Podemos perceber nesse fragmento que Freud estimula o analista para que esteja atento ao que o paciente apresenta como comportamentos repetidos – além das relações – em cada atividade que ele invista em sua vida e traga como relato para a análise.

Aqui destaco uma das especificidades da Arteterapia. Nas palavras de Maria Cristina Urrutigaray:

> [...] a atuação autônoma atualizada em comportamentos... encontra na arteterapia um continente adequado à sua manifestação. (URRUTIGARAY, 2011. p. 79)

> A materialização, proporcionada pelas formas surgidas, propicia o confronto com realidades subjetivas não conscientizadas, apesar de atuadas nos comportamentos emitidos. (*Ibidem*, p. 83)

Tal especificidade dá-se porque a partir de cada proposta de técnica expressiva, instrumento de trabalho do arteterapeuta, haverá um convite para que o paciente aja. Não mais, porém, uma "atuação irresponsável" ou uma repetição inócua em seu cotidiano. Mas um agir através da criação, e esse será amparado pelo continente do *setting* arteterapêutico.

A maneira como o paciente lida com cada material, quando ele tem dificuldade de iniciar seu trabalho, quando esse trabalho fica vazio ou cheio, demasiadamente organizado ou desorganizado, com cores intensas ou cores pastéis, se se debruça sobre ele ou o executa de forma rasa, seus movimentos corporais, suas sensações são apenas alguns exemplos de quando o paciente *repete-se durante o agir criativo.*

Freud estrutura todo seu texto na observação clínica de que o paciente repete ao invés de recordar, e repete sob as condições da resistência: quanto maior a resistência, mais extensivamente a atuação (repetição) substituirá o recordar.

Podemos concluir que cabe ao terapeuta atentar-se para o que o paciente relata sobre seus comportamentos repetidos nas atividades do seu dia a dia. Nós, arteterapeutas, devemos escutar, observar e manejar aquilo que nos é próprio como técnica de trabalho: *o agir criativo.* E, durante esse agir, observar os comportamentos que se repetem, que tanto promovem a angústia naquele paciente que espera pela nossa escuta.

PENSANDO AS ESPECIFICIDADES
Em busca da identidade

Publicado em 29/08/16

Os leitores do *blog* "Não Palavra" podem perceber que um subtítulo tem se repetido nos meus textos: especificidades da Arteterapia. Pensar sobre esse tema tem sido uma das minhas motivações profissionais atualmente. Meu despertar para tal reflexão iniciou-se quando li o projeto de lei 3416/2015, que se propõe a regulamentar a profissão da Arteterapia em nosso país. No texto da lei, o Artigo 6º trata do que compete ao arteterapeuta, e cito aqui dois itens:

I – avaliar, planejar e executar o atendimento arteterapêutico por meio da **aplicação de procedimentos específicos da arteterapia;**

III – exercer atividades técnico-científicas através da **realização de pesquisas, de trabalhos específicos** e de organização e participação em eventos científicos.

Neste contexto, entendemos que o projeto de lei coopera para que a Arteterapia seja uma profissão autônoma e que tenha sua delineação própria. Mas, a partir de então, apresenta-se a pergunta: quais são os trabalhos e procedimentos específicos da Arteterapia?

De fato, a Arteterapia bebeu de várias fontes para ir se constituindo, como a Psiquiatria, a Psicanálise, a Psicologia, a Educação, a História da Arte e Teorias da Arte, a Terapia Ocupacional e até mesmo o Artesanato. Mas, embora a Arteterapia faça interseção com esses saberes, ela não é igual a nenhum deles.

Quando temos a perspectiva da Arteterapia como uma profissão em si, percebemos que ela deve ser vista como um saber autônomo, com sua identidade própria. Particularmente, tenho observado a Arteterapia como uma prática que pode utilizar diversas teorias para lhe embasar teoricamente. Mas é necessário que o arteterapeuta conheça aquilo que é próprio da Arteterapia para que possa desempenhá-la de forma consistente.

Vejo como necessário nesse processo que a Arteterapia se reconheça, se diferencie e desenhe sua identidade própria. E, em alteridade, poderá retornar amadurecida para o diálogo com aqueles saberes que tanto contribuíram para sua constituição.

A partir da minha história profissional, comecei a pensar sobre o que diferencia a clínica da Psicologia com a da Arteterapia, pois hoje compreendo que há uma diferença entre ser uma psicóloga que usa das técnicas expressivas e uma arteterapeuta propriamente dita. Essa reflexão tem sido essencial para a delineação da minha identidade profissional e atuação (por escolha) como arteterapeuta.

Uma das especificidades da Arteterapia que a prática me mostrou está no fato de que no *setting* arteterapêutico o cliente/paciente é convidado a não apenas falar sobre sua questão, mas a *agir* sobre ela, a partir da criação.

Tenho buscado as teorias da arte para me orientar, e uma autora que tem me ensinado muito é Fayga Ostrower. Uma artista que teorizava sobre a arte e contribui bastante para nossas articulações como arteterapeutas. A partir de duas de suas citações – e na decorrência da leitura de seu livro – tenho proposto o conceito do agir criativo como uma especificidade da Arteterapia. Ou seja, algo que pertence a ela e a mais nenhum outro saber. Seguem as citações e o conceito:

> Criar não representa um relaxamento ou um esvaziamento pessoal, nem uma substituição imaginativa da realidade; criar representa uma intensificação do viver, um vivenciar-se no fazer; e, em vez de substituir a realidade, é a realidade; é uma realidade nova que adquire dimensões novas pelo fato de nos articularmos, em nós e perante nós mesmos, em níveis de consciência mais elevados e mais complexos. (OSTROWER, p. 28, 2014)

> A percepção de si mesmo dentro do **agir** é um aspecto relevante que distingue a criatividade humana. (*Ibidem*, p. 10)

Conceito: agir criativo

O agir amparado pelo continente do *setting* arteterapêutico através da criação é uma especificidade da Arteterapia dentre os procedimentos terapêuticos. Dessa forma, o *setting* configura-se como um ambiente suportado pela transferência com o arteterapeuta para que o cliente/paciente vivencie-se no fazer, articule-se em si e perante si, alcançando níveis de consciência mais elevados. Que, através da criação, ele se perceba em suas repetições, resistências, sintomas, e tenha a oportunidade de enfrentá-las. Que em meio a essa experiência tome decisões sobre esse enfrentamento (ou não) e que assim se responsabilize por si como autor e protagonista da sua obra/ história, alcançando uma realidade nova em dimensões novas.

Partindo do princípio de que o *agir criativo* é uma especificidade da Arteterapia e objeto de trabalho do arteterapeuta, uma série de desdobramentos fazem-se na escuta, técnica e articulações teóricas. Pensar sobre tais desdobramentos é algo de que tenho me ocupado.

Quanto à questão da identidade da Arteterapia, percebo que ela transborda para **a identidade do arteterapeuta**, individualmente e como classe. Não por acaso minha escuta foi despertada para esse tema, pois tem sido recorrente em diálogos com colegas, em supervisões, no grupo de estudos *A Prática da Arteterapia* e também com minhas parceiras de trabalho. O tema "a identidade do arteterapeuta" continuará sendo pensado neste espaço. E contamos com a participação daqueles que estejam tocados com a mesma questão.

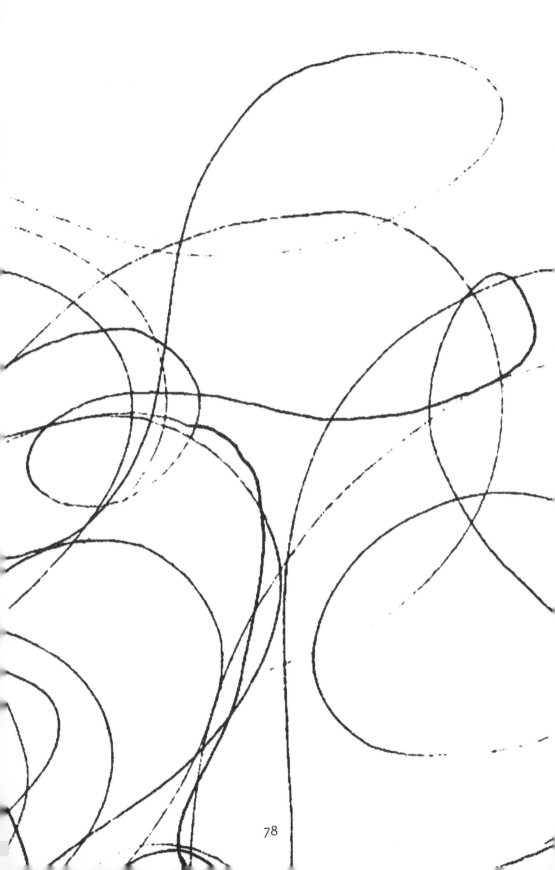

REFERÊNCIAS

BRASIL, Claudia. *Cores, Formas e Expressão: Emoção de Lidar e Arteterapia na Clínica Junguiana*. Ed. WAK, Rio de Janeiro, 2013.

FREUD, Sigmund. *Recordar, repetir e elaborar. Obras Completas*, vol. XII, 1914a.

MORAES, Eliana. "Pensando a Arteterapia". Disponível em http://nao-palavra.blogspot.com.br/2014/12/pensando-arteterapia.html

OSTROWER, Fayga. *Criatividade e Processos de Criação*. Ed. Vozes, Petrópolis / RJ, 2014.

URRUTIGARAY, Maria Cristina. *Arteterapia - A transformação pessoal pelas imagens*. Ed. Wak, Rio de Janeiro, 2011.

A PRÁTICA DA ARTETERAPIA
Arteterapia com Idosos

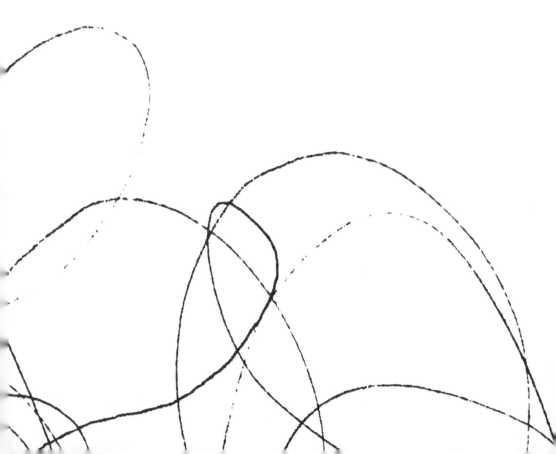

Arteterapia, estimulação cognitiva
e escultura, 82

A invisibilidade social do idoso, 85

Sobre a perspectiva da prevenção, 87

Sobre os benefícios psíquicos, 91

Sobre os benefícios cognitivos, 97

ARTETERAPIA COM IDOSOS
Considerações finais, 104

REFERÊNCIAS, 105

Arteterapia, estimulação cognitiva e escultura

Publicado em 31/03/14

Trabalho com o público da 3ª idade desde 2011 na UIP/HAS – Unidade Integrada de Prevenção do Hospital Adventista Silvestre, no Rio de Janeiro, sendo esse um núcleo de acompanhamento ao envelhecimento dos idosos do plano Silvestre Saúde. Lá, juntamente com equipe composta por geriatras, nutricionistas, fisioterapeutas e enfermeiros, trabalho como psicóloga e arteterapeuta. Nessa equipe, pude aprender sobre a grande importância da estimulação cognitiva no trabalho com idosos para que mantenham o cérebro ativo, o que coopera para a prevenção dos declínios cognitivos tão característicos da idade, sendo o mais conhecido o Alzheimer. Aprendi que não se pode pensar no trabalho com o público idoso sem levar em consideração as questões referentes à cognição, seja para tratamento ou prevenção.

Em oficinas e aulas de memória, as atividades mais utilizadas são jogos, palavras cruzadas, sudokus... Enfim, em geral, exercícios que estimulam o pensamento lógico, matemático e linguístico. De fato, são tarefas que desafiam a mente e a desperta da preguiça. Mas vale ressaltar que elas têm a condicional da escolaridade e conhecimentos prévios do paciente. Além disso, não podemos nos esquecer de que essas são apenas algumas funções cognitivas que merecem ser exploradas.

Exercícios que estimulam o lado direito do cérebro acessando a criatividade apresentam uma riqueza de possibilidades para estímulos cognitivos, além de propiciar o aprendizado de novas atividades. Nesse contexto, minha prática tem me mostrado como a Arteterapia pode ser um excelente instrumento para a estimulação cognitiva. Como afirmei em um texto anterior neste *blog*, chamado "Arteterapia e 3ª idade":

> A Arteterapia... não necessita de conhecimentos prévios e pode ser adaptada à dificuldade e ao potencial do paciente. Já inicialmente ela trabalha a coordenação motora de pacientes com neuropatias ou artrite e artrose, por exemplo. Faz com que o paciente saia do que 'já é conhecido' para o cérebro e proporciona o aprendizado de novas atividades. Além disso, é um excelente estímulo quando, a partir de uma proposta, o paciente busca soluções ao criar (formas, cores, equilíbrio etc), ao elaborar um conceito e se esforça para planejar uma estratégia de execução a partir dos mais variados materiais e tudo aquilo que cada um deles pode demandar. (MORAES, 2013)

Neste ano tenho proposto mais trabalhos de escultura e modelagem. Tenho percebido como essa linguagem da arte é bastante desafiadora para esses pacientes. É desconhecida, fora de suas zonas de conforto. Exige elaboração de uma ideia e estratégia para executá-la. Demanda esforço cognitivo na busca da forma e do equilíbrio. Os pacientes realmente precisam "exercitar o cérebro" para execução de tais trabalhos.

Uma das propostas foi inspirada no artista Alexander Calder (1898 – 1976), escultor americano famoso por seus móbiles e esculturas de arame. Conhecendo a história de Calder e inspirando-se em sua obra, os pacientes puderam explorar as formas e cores disponibilizadas em arames e placas de EVA, produzindo suas próprias esculturas ou móbiles. Notoriamente foi uma experiência bastante desafiadora para os pacientes, tanto terapeuticamente, no que se refere ao simbolismo da obra pronta e o que foi vivenciado durante o ato criativo, quanto ao estímulo que a técnica pôde provocar cognitivamente.

A invisibilidade social do idoso

Publicado em 13/03/13

Tenho refletido sobre um conceito relativamente novo, mas que está em voga: Invisibilidade Social. O que se fala sobre o tema, a meu ver, tem se focado principalmente sobre o campo profissional. Quem nunca ouviu falar sobre a Invisibilidade Social do gari, trabalhador de extrema importância para a sociedade, porém uma categoria sem prestígio, valorização ou *glamour*? Mas penso que tal conceito aplica-se igualmente a outras situações além desse campo.

Grosso modo, o conceito de Invisibilidade Social aplica-se a seres socialmente invisíveis, que estão de alguma forma à margem da sociedade, seja pela indiferença ou pelo preconceito. Enfim, são aqueles não reconhecidos, não vistos. Para percebermos quem sofre desse fenômeno, precisamos compreender qual é a identidade social desse sujeito, qual é o lugar que ele ocupa na sociedade ou qual papel ele desempenha nela.

Existem inúmeras possibilidades para aplicarmos esse conceito! Eu tenho pensado sobre a Invisibilidade Social do Idoso. Parece um paradoxo, pois o idoso tem direito às filas preferenciais, aos assentos em meios de transporte, tem até um estatuto e delegacia só para cuidar de seus direitos. No seu dia a dia, porém, nas suas relações mais próximas, o idoso sofre com a Invisibilidade Social.

No meu trabalho com 3ª idade, ouço bastante: *"ah, mas tudo que eu falo está fora de moda! Meus filhos estão muito ocupados, meus netos não têm interesse em conversar comigo. Eles vão me visitar, são atenciosos, não me falta nada financeiramente e nem materialmente. Mas quando eu tento falar sobre minhas saudades, sobre meus medos e inseguranças, sobre como era no meu tempo... eu só escuto: ah vó, que bobeira! Ah mãe, deixa disso! Você está ótima! E cada um segue com seus afazeres."*. Isso não é uma Invisibilidade?

O trabalho da Arteterapia com o idoso é muito fértil! Além das possibilidades de enriquecer sua rotina muitas vezes empobrecida e ter mais contatos interpessoais, pois muitas vezes se sentem sós, o *setting* terapêutico em Arteterapia abre um campo propício para que o idoso expresse seus sentimentos, seus pensamentos, sua identidade, quem ele é como um todo. A partir de tudo isso, que lhe é tão próprio e precioso, ele pode criar – através de tantas possíveis linguagens – algo concreto, palpável, material e consequentemente visível!

Sim, no *setting* terapêutico em Arteterapia, o idoso tem a oportunidade de tornar *visível* o que ele sente ser *invisível* para o Social.

Sobre a perspectiva da prevenção

Publicado em 20/03/17

No dia 11 de janeiro deste ano recebemos com alegria a notícia de que a Arteterapia, dentre outras práticas terapêuticas, passou a integrar os procedimentos do Sistema Único de Saúde (SUS) pela Política Nacional de Práticas Integrativas e Complementares em Saúde (PNPIC) através da Portaria nº 145/2017. Tal resolução mostra-se bastante relevante, pois amplia a visibilidade e a discussão entre profissionais, gestores e cidadãos sobre a importância da expansão do investimento em práticas terapêuticas na área da saúde.

A partir da minha prática por cinco anos em uma instituição hospitalar que mantinha um núcleo de acompanhamento do envelhecimento dos assegurados do plano de saúde do hospital, pude ouvir e aprender um pouco sobre a necessidade de se assumir a perspectiva da promoção e prevenção em saúde. No entanto, na esfera privada ou pública, o cuidado com a saúde do idoso tem se tornado uma questão bastante atual e amplamente discutida.

Vejo que a prática da Arteterapia com o público idoso tem avançado, e penso que esse é um excelente e promissor campo de trabalho do qual podemos nos apropriar e desenvolver um trabalho consistente, seja em atendimentos individuais em consultório ou a domicílio ou até integrar uma equipe multidisciplinar em instituições públicas e privadas. Para tanto é necessário que nós, arteterapeutas, busquemos instrumentalização para dialogar com os demais profissionais, gestores e pacientes para desempenharmos um bom trabalho.

Hoje inicio uma série de três textos em que compartilho fragmentos do meu trabalho de conclusão do curso de especialização em Gerontologia e Saúde do Idoso, no qual defendo que a Arteterapia apresenta-se como um procedimento terapêutico com amplo alcance e bastante potente, pois através de sua grande riqueza de materiais e técnicas trabalham, simultaneamente, duas frentes bastante pertinentes no cuidado com o idoso: o psíquico e o cognitivo.

De fato, a Arteterapia por definição trabalha as questões psíquicas pertinentes ao paciente, promovendo autoconhecimento, expressão, criatividade, sensação de visibilidade, resiliência, a ressignificação de experiências, pensamentos e sentimentos etc. Simultaneamente, a cada atividade promove a estimulação das mais variadas funções cognitivas como: linguagem, atenção, concentração, memória, percepção, abstração, funções executivas, *praxia* etc. Assim, sua proposta realmente vem ao encontro das diretrizes adotadas pela Organização Mundial da Saúde que pretendem estimular o "envelhecimento ativo":

> O envelhecimento ativo é o processo de otimização das oportunidades de saúde, participação e segurança, com o objetivo de melhorar a qualidade de vida à medida que as pessoas ficam mais velhas.

> O envelhecimento ativo aplica-se tanto a indivíduos quanto a grupos populacionais. Permite que as pessoas percebam o seu potencial para o bem-estar físico, social e mental ao longo do curso da vida, e que essas pessoas participem da sociedade de acordo com suas necessidades, desejos e capacidades; ao

mesmo tempo propicia proteção, segurança e cuidados adequados, quando necessários. (OMS, p. 13, 2005)

Por que investir na cultura da prevenção no cuidado com idosos?

Para que os profissionais de saúde tenham subsídio para apresentarem a relevância de seus procedimentos terapêuticos, principalmente para os gestores de instituições de saúde, é necessário que compreendam todo o contexto no qual estamos inseridos na atualidade.

A partir do avanço da medicina e da tecnologia da saúde, houve um aumento da expectativa de vida do ser humano, originando o fenômeno do envelhecimento da população mundial. Dentre seus vários desdobramentos, esse fenômeno torna-se uma questão social influenciando os sistemas de saúde e previdência social, e torna-se um desafio para o Estado, pois diz respeito à segurança econômica dos idosos e do país.

Sendo assim, faz-se necessária uma mudança de perspectiva na área da saúde priorizando a prevenção de doenças e promoção de saúde, pois segundo o dito popular "é mais barato prevenir do que remediar". Esse movimento aponta para uma mudança de cultura, do tratamento de doenças diagnosticadas para a prevenção, ressaltando a importância da qualidade de vida e hábitos saudáveis ao longo de todas as idades. Nessa nova ótica, todos são beneficiados: o processo de envelhecimento é vivido da melhor forma possível pelo indivíduo, demandando menos gastos aos sistemas de saúde, público e privado.

Faz-se necessário que a área da saúde em suas mais variadas especialidades pensem sob essa perspectiva e se preparem, investindo em pesquisas para a instrumentalização dos profissionais na atuação com esse público:

> [...] o Serviço de Atendimento e Reabilitação do Idoso (SARI/AFIP) vem realizando pesquisas científicas que buscam comprovar a real eficácia de intervenções não farmacológicas junto à população idosa com ou sem doenças neurodegenerativas e em seus familiares e/ou cuidadores, bem como investindo na capacitação de profissionais que atuem com idosos, contemplando, assim, a promoção de saúde como um 'processo de capacitação da comunidade para atuar na melhoria de sua qualidade de vida e saúde, incluindo uma maior participação no controle desse processo', conforme estabelecido na Primeira Conferência Internacional de Promoção de Saúde (Organização Pan-americana da Saúde [OPA], 2012). (RIVERO *et al*, p. 73, 2013)

Dentro dessa perspectiva, a Arteterapia em suas propriedades mostra-se como uma das possíveis intervenções em procedimentos terapêuticos para cooperar na promoção da qualidade de vida, promoção de saúde integral e prevenção de doenças. Nos próximos textos abordarei alguns dos benefícios psíquicos e cognitivos na prática da Arteterapia com idosos.

Sobre os benefícios psíquicos

Publicado em 27/03/17

Dando seguimento à série de textos sobre a Arteterapia com idosos, este segundo texto abordará alguns dos benefícios psíquicos que o procedimento terapêutico da Arteterapia em suas propriedades pode estimular.

A partir da prática clínica com idosos, é possível identificar algumas questões recorrentes advindas da constituição sociocultural e cosmovisão dos indivíduos dessa geração. Naturalmente, não podemos reduzir a singularidade de cada sujeito dessa faixa etária, mas tomando como uma visão geral é possível citar algumas questões recorrentes na clínica da terceira idade tais como: autoimagem, corpo e sintomas físicos, função social, atividades diárias, relacionamentos, perdas e solidão.

Neste contexto, a Arteterapia em suas propriedades proporciona benefícios psíquicos específicos para o público idoso dos quais podemos destacar:

1) Expressão

A geração da terceira idade, em geral, é fruto de uma educação rígida e proibitiva do expressar-se, sobretudo o público feminino, que se apresenta como a maior parte da população recebida na clínica da psicoterapia.

A Arteterapia e suas técnicas propõem a abertura de canais de comunicação verbal e não verbal para a expressão e elaboração de sentimentos, pensamentos, memórias tão íntimas e profundas. Cada conteúdo pessoal:

> [...] poderá ser registrado e contado por meio de múltiplas estratégias, tantas quantas sejam as narrativas a serem resgatadas, pois os velhos têm muitas histórias, um amplo repertório delas, e o *setting* arteterapêutico tem boas condições para criar o têmenos necessário, em que essas narrativas serão ouvidas e registradas em sua pluralidade de formas, imagens e cores, tanto sobre as alegrias como sobre as angústias do envelhecer. (PHILIPPINI, p. 16, 2015)

2) FLEXIBILIDADE

A população da terceira idade traz, em geral, uma herança cultural do período entre e pós-guerra caracterizada por um desejo de estabilidade, visão tradicionalista, necessidade de ordem e controle, além de pensamentos enrijecidos e cristalizados.

A prática da Arteterapia proporciona, através de suas técnicas, constantes movimentos de mudança e transformação, o que transbordará para uma postura mais maleável diante da vida e uma maior tolerância à fluidez e à flexibilidade, características tão pertinentes a nossa cultura atual. Pois "a qualidade de vida nessa cronologia pode resultar de uma opção por aceitá-la como uma constante transformação". (*Idem*)

3) Movimento

Muitas vezes o processo de envelhecimento dá-se como um convite ao empobrecimento de movimentos, desejos, relações, reflexões e uma redução das atividades diárias.

Pacientes idosos não raramente apresentam sintomas depressivos como desânimo acentuado, falta de prazer nas atividades e redução de repertório. E a Arteterapia atua como uma subversão a esse caminho, fazendo com que o paciente saia do lugar cômodo, da inércia, do conhecido.

O ato criativo em seu processo promove o movimento como um todo: corporal, psíquico e cognitivo. Ele amplia o olhar viciado e reduzido quando apresenta novas possibilidades. Produz inquietude, desperta curiosidade e desafia o paciente. Estimula que ele exercite sua mente, esforce-se e busque soluções, fazendo com que amplie seu repertório. Ao ver-se capaz de criar e transformar seus conteúdos em cores, formas e imagens, o paciente acessa sua autoestima. Todo este processo produz prazer e estimula o paciente a resgatar seu desejo de vida!

4) Produção

Infelizmente, em nossa cultura, há uma visão do social para o velho como inútil, alguém que já cumpriu tudo aquilo que lhe cabia. Vale observarmos o ato simbólico da instituição da aposentadoria, endereçando aquele que já cumpriu seus anos de contribuição trabalhista aos seus aposentos, apenas para aguardar o fechamento do seu ciclo biológico.

Para aqueles que acreditam que já cumpriram tudo o que lhes cabia em suas funções e papeis sociais, a Arteterapia propõe uma constante produção de imagens, obras, arte. Tal exercício contínuo naturalmente transbordará para uma atitude produtiva em suas vidas.

5) VISIBILIDADE

O conceito de Invisibilidade Social refere-se a seres socialmente invisíveis, que estão de alguma forma à margem da sociedade, seja pela indiferença ou pelo preconceito. São os não reconhecidos, não vistos.

Nesse contexto, podemos pensar sobre a Invisibilidade Social do Idoso pela representação social que desempenha em nossa cultura. Parece paradoxal, pois o idoso tem direito às filas preferenciais, aos assentos em meios de transporte, tem estatuto e delegacia para cuidar de seus direitos. No seu dia a dia, porém, nas suas relações mais próximas e no social, muitas vezes o idoso sofre a invisibilidade, sendo colocado no lugar de obsoleto.

Para idosos que se sentem invisíveis socialmente, a Arteterapia é um grande recurso, pois por definição proporciona a materialização dos seus pensamentos, sentimentos e memórias. Ou seja, no *setting* arteterapêutico o idoso tem a oportunidade de "tornar visível" o que ele sente ser Invisível para o social:

> Tanta vida para viver, tanta história para contar. O longevo em sua resiliência acumula múltiplas narrativas, tristes, alegres, sobre perdas, ganhos, projetos construídos, projetos desfeitos. Suas histórias são o legado de uma existência, pronto

para ser compartilhado. Mas nem sempre há interlocutores interessados em ouvir. Há de se qualificar a narrativa do idoso... Certamente em Arteterapia, teremos múltiplas formas de facilitar a expressão e o registro dessas memórias. (*Ibidem*, pp. 17-19)

6) RESILIÊNCIA

Muitos idosos encaram o envelhecimento como uma fase marcada por sucessivas perdas de variadas ordens. A Arteterapia e seu constante convite ao processo criativo solicita que, a cada atividade, o sujeito busque recursos, encontre novas soluções e (re)crie. Esse processo criativo contínuo favorece a capacidade de reinventar-se, e a resiliência criativa:

As atitudes criativas diante das mudanças, sejam físicas, afetivas, econômicas e outras decorrentes do envelhecimento, favorecem uma resiliência acompanhada de menores perdas emocionais. (*Ibidem*, p. 77)

7) SOCIALIZAÇÃO

Nessa fase da vida é muito comum que o sujeito seja surpreendido por perdas sucessivas de pessoas queridas como o cônjuge, filhos, familiares e amigos de longa data, ocasionando assim uma sensação de solidão.

A modalidade da Arteterapia em grupos torna-se bastante benéfica em tal contexto, pois dentro do ambiente terapêutico promove também a socialização, os relacionamentos interpessoais e a formação de novos vínculos:

A vivência do grupo arteterapêutico como espaço de interlocução dá ao idoso um novo espaço de compartilhamento de sua subjetividade, onde pode amenizar a vivência de exclusão e reposicionar-se de forma mais ativa e fortalecida para confrontar os desafios do envelhecimento. (*Ibidem*, p. 29)

8) Autocuidado

Por vezes, o maior desafio para um idoso em seu processo de envelhecimento reside nele mesmo, quando cede ao que chamamos de "autoabandono". Nesse cenário, o indivíduo assume uma postura omissa não tomando as atitudes necessárias para seus cuidados com a alimentação, exercícios físicos, tratamentos de saúde, demais atividades diárias e relacionamentos.

O ato criativo coloca o sujeito na condição de autor de sua obra, promovendo o responsabilizar-se por sua identidade, biografia, representação social e saúde como um todo. Seu exercício proporciona uma atitude responsável por si como protagonista de sua história, em contínuo autocuidado.

Sobre os benefícios cognitivos

Publicado em 24/03/17

Concluindo a série de textos sobre a Arteterapia com idosos, o terceiro texto abordará alguns dos benefícios cognitivos que o procedimento terapêutico da Arteterapia em suas propriedades pode estimular.

Durante o processo de envelhecimento, o cérebro vai sofrendo mudanças estruturais importantes, sendo natural algum declínio nas funções cognitivas. Esse declínio pode tornar-se patológico, culminando em algum tipo de demência, a mais conhecida sendo o Alzheimer. Dessa forma, é imperativa a estimulação cognitiva, seja para a prevenção ou para a "redução de danos" de tal processo.

A estimulação cognitiva:

> [...] engloba diversas formas de exposição do indivíduo a diferentes aspectos do ambiente, tendo como resultado a manutenção ou o aprimoramento de seu desempenho cognitivo. Essa exposição pode ser a estímulos específicos ou a situações sociais complexas. (CONSENZA, p. 342, 2013)

A Arteterapia, em sua riqueza de possibilidades e materiais, apresenta-se como um rico instrumento para a estimulação cognitiva de pacientes idosos. O processo criativo em Arteterapia propõe ao paciente a autonomia na medida em que o indivíduo torna-se independente do terapeuta no fazer, mantendo-se ativo enquanto cria. Ela é eficaz também no trabalho com pacientes já com declínio cognitivo:

> Em pacientes demenciados, o uso de recursos expressivos alternativos [promove] o reforço de todas as capacidades funcionais restantes, por meio da identificação dos potenciais disponíveis. (OHY, p. 143, 2013)

> O caminho da arte pode amenizar, ultrapassar ou transformar algumas dessas limitações. Para tanto, o arteterapeuta precisará fazer as necessárias adaptações, escolhendo a melhor estratégia, na infinidade de diferentes modalidades expressivas possíveis e úteis, para serem utilizados com esse público. Naturalmente é importante ressaltar que haverá um número significativo de idosos que não apresentará grandes limitações, podendo beneficiar-se do trabalho criativo de forma mais livre e fluente. (PHILIPPINI, p. 49, 2015)

> [...] é inegável o benefício que as estratégias expressivas podem oferecer. A ativação da sensorialidade é extremamente benéfica para auxiliar na recuperação de capacidades cognitivas perdidas, no desbloqueio de potencialidades e na ampliação da comunicação... E o fazer arteterapêutico dispõe dessas estratégias estimuladoras apresentadas de muitas formas, linguagens e técnicas. As novas experimentações plásticas ativam sinapses e conexões neuronais, cujo bom funcionamento é decisivo para que pessoas mantenham ou recuperem a memória. (*Ibidem*, p. 66-67)

Durante a execução de um trabalho em Arteterapia, o paciente mantém-se atento e concentrado, analisando, planejando, buscando estratégias e soluções criativas para a materialização daquilo que tem em mente. Durante esse processo, naturalmente ocorre a estimulação de diversas funções cognitivas. Aqui serão abordadas as seguintes funções: sensação e percepção, linguagem, memória, funções executivas e *praxia*.

1) SENSAÇÃO E PERCEPÇÃO

A sensação é o primeiro contato com os estímulos e dá-se através dos órgãos dos sentidos: visão, paladar, audição, olfato e tato. Já a percepção consiste na aquisição, interpretação, seleção e organização das informações obtidas pelos sentidos, ou seja, é o processo de organização da informação sensorial. Assim, a percepção é a função do cérebro que atribui significado aos estímulos sensoriais a partir do histórico de vivências do indivíduo.

Obeserva-se que, através da Arteterapia:

> A experimentação de diversos materiais auxilia o desenvolvimento da sensorialidade, da sensibilidade e da percepção [...]. (OHY, p. 146, 2013)

> As experiências sinestésicas, reunindo em uma só atividade expressiva a estimulação múltipla e ativação simultânea de vários canais sensoriais, podem ser muito benéficas para ativar o processo arteterapêutico. (PHILIPPINI, p. 62, 2015)

Vale ressaltar que, através do estímulo das sensações e percepções, o arteterapeuta poderá trabalhar também as questões subjetivas, emocionais e sociais, do cotidiano e da história do indivíduo.

2) Linguagem

A linguagem apresenta-se como uma importantíssima função cognitiva, pois dela depende a comunicação interpessoal, o suporte do pensamento, a constituição do eu e a expressão. Quando falamos em linguagem, naturalmente pensamos na forma verbal. Entretanto, não podemos negligenciar a linguagem não verbal que tanto compõe a comunicação humana, como a expressão corporal e gestos, as expressões faciais, os sons e as entonações vocais, além da imagem como um todo.

Através das técnicas expressivas em Arteterapia abrimos canais de comunicação para além da expressão verbal. Através da arte, fazemos um convite especial para as linguagens não verbais em suas variadas apresentações, estimulando e apurando suas expressões e escutas.

A alteração ou a perda da linguagem configura-se uma grande preocupação quanto à saúde cognitiva do idoso. E, através dos seus estímulos, a Arteterapia coopera para a capacidade de expressão e compreensão oral, escrita e corporal, além da capacidade de interação social, autogestão e autonomia do indivíduo.

3) Memória

Ao longo da vida, cada ser humano vai construindo seu acervo de memórias. E sendo ele único e pessoal, é o que o converte em um "indivíduo". A memória é um processo complexo que começa na captação de informações pelos sentidos e a partir daí envolve diferentes habilidades e estágios.

Assim, a memória é uma faculdade cognitiva extremamente importante, sendo a base de todas as outras funções psíquicas e cognitivas. Os distúrbios a ela acometidos levam à progressiva perda da identidade, prejuízo na capacidade de interagir e de gerenciar a própria vida, até o adoecimento físico e emocional.

A cada proposta reflexiva em Arteterapia e o contato com a diversidade de materiais, naturalmente o indivíduo é estimulado a resgatar suas memórias pessoais como suas experiências e biografia. Em paralelo:

> Ao trabalharmos a singularidade de cada material expressivo, possibilitamos o despertar de habilidades esquecidas, 'adormecidas', por meio das propriedades terapêuticas desses materiais. (OHY. 2013. p. 146)

4) Funções executivas e *praxia*

Sendo a Arteterapia, por definição, um convite ao criar, naturalmente implica um convite ao fazer. Nesse contexto, é feita a estimulação das funções executivas e da *praxia*, tão importante no olhar para a saúde do idoso.

As funções executivas são responsáveis por planejamentos, controle inibitório, tomada de decisões, flexibilidade cognitiva, memória operacional, atenção, categorização, fluência e criatividade.

Já a *praxia* caracteriza-se como uma função complexa que corresponde aos movimentos em função de um resultado; é a capacidade de executar os movimentos ou gestos de maneira precisa, de forma intencional, com um fim. Ou seja, é a capacidade de realizar atos voluntários no plano prático.

No ato de criar, são acessadas as habilidades para formular objetivos e estratégias, planejar e organizar ações, resolver problemas e buscar soluções, inibir ou iniciar comportamentos apropriados ao contexto e tomar decisões, comparar os planos com as possibilidades de sucesso na execução e corrigir quando necessário. Assim, através do criar são estimulados os pensamentos complexos e o pensamento abstrato, além dos movimentos precisos para sua execução.

O estímulo das funções executivas e da *praxia* é primordial devido à recorrência do comprometimento funcional e sócio-ocupacional, o que acarreta problemas significativos para a adaptação social, a organização das atividades da vida diária e também a saúde emocional.

Através do estímulo ao criar/fazer, a Arteterapia coopera para a preservação da autonomia do indivíduo e para adiar o declínio nas atividades do cotidiano. Ao ser estimulado frequentemente ao criar, buscar novas estratégias, soluções, práticas e habilidades, o indivíduo será convidado a uma postura proativa e criativa que certamente refletirá em sua atitude perante a vida.

Assim concluímos que:

> [...] o fazer arteterapêutico dispõe dessas estratégias estimuladoras apresentadas de muitas formas, linguagens e técnicas. Os desafios da criação artística suprem de forma adequada exercícios de ativação neuronal, chamados genericamente de oficina de memória, e que, às vezes, constituem de práticas muito repetitivas. Já os exercícios de estimulação sensorial no contexto arteterapêutico podem ser simples e produtivos, mas muito diversos entre si, criando um contexto sensorial gerador, ativador e fortalecedor da saúde do cérebro, sendo que um dos correlatos fisiológicos mais importantes é cooperar na ativação do sistema imunológico, já que tendem a retirar os participantes de estados de humor depressivo. (PHILIPPINI, pp. 66-67, 2015)

ARTETERAPIA COM IDOSOS
Considerações finais

Publicado em 24/03/17

Diante do exposto, conclui-se que a Arteterapia traz em essência um olhar integral para o ser humano, considerando sua saúde física, psíquica, cognitiva, social e espiritual. Na atuação com idosos, especificamente, apresenta-se como um instrumento abrangente e bastante potente, pois por definição contempla dois aspectos que demandam a atenção no cuidado com esse público: os aspectos psíquico e cognitivo. Em uma sessão de Arteterapia, enquanto trabalham-se questões terapêuticas pertinentes ao paciente ou grupo, simultaneamente, estimulam-se as mais variadas funções cognitivas. A participação continuada dessa proposta naturalmente contribuirá para a evolução de um processo de envelhecimento com qualidade de vida, dentro da perspectiva da promoção da saúde integral e prevenção de doenças.

Nesse contexto, o arteterapeuta engajado no trabalho com idosos deverá se instrumentalizar teoricamente sobre os diversos potenciais que possui em suas mãos através da Arteterapia, desenvolvendo seu olhar para cada um dos aspectos aqui abordados e outros, no momento de compor a sessão de Arteterapia. As técnicas, materiais e propostas escolhidas não são feitas de forma aleatória, mas cuidadosamente pensadas em seus variados potenciais e, em seguida, o profissional atuará como um grande maestro de uma orquestra de numerosos instrumentos.

REFERÊNCIAS

COSENZA, Ramon M. et al. "Declínio cognitivo, plasticidade cerebral e o papel da estimulação cognitiva na maturidade". In: *Neuropsicologia do Envelhecimento: Uma abordagem multidimensional*. Ed. Artmed. Porto Alegre / RS, 2013.

MORAES, Eliana. "Arteterapia e 3ª idade". Disponível em: http://naopalavra.blogspot.com.br/2013/05/arteterapia-e-3-idade.html

ORGANIZAÇÃO MUNDIAL DA SAÚDE. "Envelhecimento Ativo: Uma Política de Saúde". 2005. Disponível em: <http://bvsms.saude.gov.br/bvs/publicacoes/envelhecimento_ativo.pdf> Acesso em 08 dez. 2015.

PHILIPPINI, Ângela. *Caminho da Arte: Construindo um envelhecimento ativo*. Ed Wak. Rio de Janeiro, RJ. 2015.

RIVERO, Thiago Strahler et al. "Aspectos psicossociais do envelhecimento". In: *Neuropsicologia do Envelhecimento: Uma abordagem multidimensional*. Ed. Artmed. Porto Alegre, RS. 2013.

OHY, Juliana. "A doença de Alzheimer e a Arteterapia: Benefícios terapêuticos trazidos pelo grupo e a experimentação de recursos plásticos". In: *Estudos em Arteterapia: A arte e a criatividade promovendo saúde*. Ed. Wak, Rio de Janeiro, 2013.

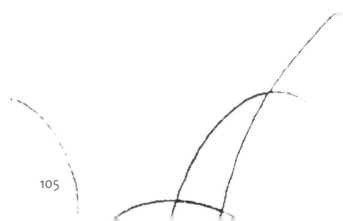

A PRÁTICA DA ARTETERAPIA
Grupos Arteterapêuticos

ARTETERAPIA *"HIGH TOUCH"*
Reflexões sobre o trabalho em
grupos arteterapêuticos,108

ARTETERAPIA EM GRUPO
Um depoimento,112

GRUPOS ARTETERAPÊUTICOS
Um estudo,114

A ARTE COMO INSTRUMENTO EM GRUPOS TERAPÊUTICOS
Especificidades da Arteterapia,117

SOBRE A TRANSFERÊNCIA E A CONTRATRANSFERÊNCIA
Em grupos arteterapêuticos,122

REFERÊNCIAS,127

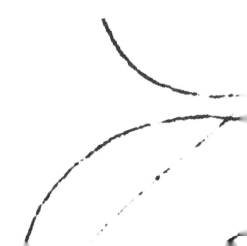

ARTETERAPIA *"HIGH TOUCH"*
Reflexões sobre o trabalho em grupos arteterapêuticos

Publicado em 26/10/15

Nos últimos meses, o grupo de estudos A *Prática da Arteterapia* percebeu-se em um momento de discutir e estudar sobre uma modalidade de trabalho muito presente na Arteterapia: *o trabalho com grupos*. Grupos terapêuticos continuados, grupos em vivências, grupos em cursos para arteterapeutas, enfim, cada participante contribuiu com a sua experiência como moderador e/ou participante de um grupo em Arteterapia. Percebemos que essa é uma forma de atuar como arteterapeuta que, embora bastante comum, não é banal. Possui seu nível de complexidade e que demanda ao arteterapeuta instrumentalizar-se para seu manejo.

O trabalho terapêutico em grupo parece-nos bastante pertinente em nossa contemporaneidade, pois uma das características que mais saltam aos olhos em nossa sociedade atual faz-se no fenômeno da tecnologia atravessando as relações humanas. Apresenta-se assim um grande paradoxo: a aproximação de seres humanos geograficamente afastados, mas, por outro lado, o potencial (não determinante) de afastamento daqueles que estão próximos uns dos outros. Nesta era *"hight tech"* – que se caracteriza pelas tecnologias mais avançadas – os seres humanos vão se dispersando dos contatos visuais, do toque, da escuta, das percepções mais puras do outro com o qual se relacionam, como a postura física, as expressões faciais, as entrelinhas, os silêncios...

E buscando algum embasamento teórico em Arteterapia para nossas reflexões, lançamos mão do livro *Grupos em Arteterapia – Redes Criativas para Colorir Vidas*, de Ângela Philippini.

Nesse contexto, apreciei e aprendi com Ângela quando em seu livro menciona possíveis descompassos de tempo em um processo criativo dentro de um grupo arteterapêutico. Por exemplo, se um participante produz de forma acelerada, ela faz o convite de observação e percepção do outro: "Aproveitem o privilégio de ver um grupo trabalhando criativamente, que é sempre muito bonito de se ver..." (Philippini, 2011). A partir desse exemplo, podemos perceber como o trabalho de grupos em Arteterapia apresenta-se como uma oportunidade de se desenvolver, em contraponto ao conceito de *"high tech"* e suas relações mecanizadas, o *"high touch"*: aquele que se refere ao contato humano, à capacidade de compreender as sutilezas dessas interações e de estabelecer a empatia com o outro.

Em uma subversão ao convite tão subjetivo de nossa cultura, os participantes de um grupo de Arteterapia têm a oportunidade de saírem de sua zona de conforto, deslocarem-se ao encontro com outros seres humanos de forma regular e, a partir das propostas expressivas e criativas, perceberem-se, pensarem-se como sujeitos (de) em relação e, se assim desejarem, ensaiarem movimentos de mudança que certamente transbordarão para suas relações em outras esferas. Assim, Ângela afirma que o grupo arteterapêutico promoverá:

> [...] atividades abrangendo estágios de desenvolvimento de consciência coletivo-grupal, ciclos que se apresentam e reapresentam de forma similar em grupos muito distintos... [Afirma] a importância dos grupos para constituir redes sociais criativas, base para a construção de comunidades mais harmônicas, fraternas e saudáveis, que são geradas e multiplicadas a cada grupo arteterapêutico [...]. (PHILIPPINI, p. 14, 2011)

Para aqueles que já trabalham ou nutrem o desejo de trabalhar com a modalidade de grupos em Arteterapia, sugiro a leitura desse livro para embasamento teórico e para apreciação de algumas orientações práticas sobre seu manejo:

> O tema central do livro enfoca a percepção dos grupos como organismos vivos e portadores de características peculiares, sejam favoráveis ou desfavoráveis. E, por isso, seus integrantes necessitam de acompanhamento, estímulo e fortalecimento, para refletirem e elaborarem suas questões coletivas que necessitam ser transformadas. (*Idem*)

Para nós do grupo de estudos, ficou clara a grande responsabilidade do profissional de Arteterapia na condução de um grupo. Nas palavras de Ângela:

> A presença do arteterapeuta como facilitador é de fundamental importância, pois de sua firmeza para sustentar o território criativo e simbólico para o grupo e do ritmo regular das ativi-

dades depende uma parte significativa do sucesso do processo [...]. (*Ibidem*, pp. 31-32)

Em uma outra oportunidade retomarei esse tema, trazendo reflexões mais aprofundadas e práticas sobre esse potente e apaixonante trabalho em Arteterapia.

ARTETERAPIA EM GRUPO
Um depoimento

Publicado em 07/12/15

No texto do dia 26 de outubro de 2015, intitulado *Arteteterapia "High Touch"*, iniciei uma série que se propõe a pensar sobre uma modalidade de trabalho em Arteterapia bastante comum: Arteterapia em grupo. Essa questão foi levantada no grupo de estudos *A Prática da Arteterapia*, a partir das experiências e desejos de trabalho das participantes em grupos terapêuticos continuados, grupos em vivências, grupos em cursos para arteterapeutas etc.

Retomando o ponto de vista:

> Percebemos que essa é uma forma de atuar como arteterapeuta que, embora bastante comum, não é banal. Possui seu nível de complexidade e que demanda do arteterapeuta instrumentalizar-se para seu manejo. (MORAES, 2015)

Aos arteterapeutas interessados nesse tema sugiro a leitura do primeiro texto da série e que acompanhe o próximo, quando pensaremos sobre embasamentos teóricos e manejos específicos da Arteterapia no trabalho com grupos.

Mas antes de seguir no aprofundamento teórico, hoje gostaria de compartilhar o texto produzido por uma paciente que participou por cinco anos de um grupo arteterapêutico que conduzi na UIP. Chegado o momento de fechamento desse trabalho, cada paciente foi convidado a refletir: "A Arteterapia lhe serviu para quê?". Essa paciente percebeu que a modalidade de grupo havia lhe afetado de forma específica, e durante o processo de sua conclusão produziu uma poesia que, com sua autorização, hoje o *blog* "Não Palavra" publica. Nossa intenção é promover um convite aos arteterapeutas e estudantes que apreciem e reflitam sobre cada verso desta poesia como uma expressão e depoimento de alguém que efetivamente experimentou e experienciou a potência da proposta da Arteterapia em grupo.

Arte
Arte Terapia
Arte Terapia em Grupo

Arte – Sensibilização
Criatividade
Expressão
Realização

Terapia – Conscientização
Clareza
Posicionamento
Dificuldade
Enfrentamento
Dúvida
Reconhecimento
Transformação

Em grupo – Adaptação ao Grupo
Aceitação do diferente
Preconceito reconhecido
Superação
Espelho

––––––––––––

Divisor de águas
Antes e depois da Arteterapia em Grupo
Mudanças profundas
Em processo

––––––––––––

PROCESSO INTERROMPIDO

GRUPOS ARTETERAPÊUTICOS
Um estudo

Publicado em 21/03/16

Uma modalidade de trabalho muito comum na Arteterapia são os grupos arteterapêuticos, sejam eles em formatos breves – como as conhecidas vivências – ou continuados. Embora essa seja uma prática bastante comum, ela não é banal. Possui seu nível de complexidade e demanda ao arteterapeuta um olhar e um manejo instrumentalizado, embora ainda haja pouco material e cursos específicos a respeito.

Ao longo de cinco anos tive a oportunidade de coordenar grupos arteterapêuticos na UIP/Hospital Adventista Silvestre. Pude observar, lapidar o meu olhar, aguçar a minha escuta, testemunhar e aprender muito sobre o que significa e o que abrange um grupo arteterapêutico. Passada essa fase de imersão na prática, neste ano me propus a estudar as teorias sobre grupos terapêuticos e as especificidades de grupos em Arteterapia. Posso compartilhar que tenho me surpreendido com o grande potencial que tal modalidade terapêutica possui, mas muitas vezes não temos a real percepção dela. Hoje dou seguimento a uma série de textos que iniciei no dia 26 de outubro de 2015, que se propõe a pensar grupos em Arteterapia.

Formar (e manter) um grupo terapêutico não é fácil. Alguém escolher essa modalidade terapêutica e aderi-la fora do contexto de uma instituição não é comum. Entretanto, tenho aguçado a minha escuta aos pacientes que participaram dos grupos que coordenei, no que diz respeito às suas percepções e sensações sobre tal experiência, e eles dizem que se despertaram para questões tão importantes, nunca antes pensadas, principalmente sobre suas relações.

De fato, um dos grandes diferenciais do grupo terapêutico para a psicoterapia individual, e um dos pilares que sustentam essa proposta, é que nele o participante tem a oportunidade de **se experienciar na relação com o outro**.

Na psicoterapia individual, o paciente *fala* de suas relações e atualiza sua forma de se relacionar com o terapeuta – fenômeno denominado transferência. A psicanálise sustenta que o terapeuta estará nessa relação não como um sujeito, mas como uma função, pois a partir de sua técnica espelhará esses comportamentos relacionais ao paciente, e assim dar-se-á o processo terapêutico. Mesmo a partir de outras abordagens teóricas que sustentam uma relação terapeuta-paciente, o senso comum é que o terapeuta não agirá com seu paciente da mesma forma que se relaciona com seus amigos, familiares e relações pessoais, pois de toda forma é baseado em uma técnica terapêutica.

Em grupos terapêuticos a configuração é outra, pois no *setting* haverá outras pessoas na mesma condição de sujeito que comporão um grupo, e as relações manifestar-se-ão de forma natural. A oportunidade da **relação com outros sujeitos atualizada dentro de um *setting* terapêutico** abrirá um campo para atuações não antes percebidas e pensadas:

> **No grupo, o indivíduo dá-se conta de capacidades que são apenas potenciais enquanto se encontra em comparativo isolamento.** O grupo, dessa maneira, é mais que um conjunto de indivíduos, porque um indivíduo num grupo é mais que um indivíduo em isolamento. (ÁVILA, 2009)

O psicanalista Lazsio Antonio Ávila, que muito teorizou sobre grupos, diz-nos:

> [...] criar um dispositivo clínico grupal é pôr pessoas em conjunto para que a sua intersubjetividade inerente revele-se o mais claramente possível, demonstrando sua articulação e sua composição. (*Ibidem*)

Concluímos que o objetivo do grupo terapêutico é conhecer cada "eu" em suas interações com os outros, é o contexto em que podemos visualizar o "eu" fazendo-se nos vínculos. Sendo assim, o papel do terapeuta é essencial para criar e sustentar um ambiente propício para grandes tomadas de consciência e movimentos de mudanças de sujeitos em suas relações.

Cada vez mais impressionada com tudo o que envolve esse riquíssimo trabalho, neste ano comprometi-me a formar grupos arteterapêuticos no consultório particular, ministrar o curso *Grupos em Arteterapia* para aqueles que desejam se aprofundar nesse tema e se instrumentalizar teoricamente para tal prática, e continuar compartilhando com os leitores do *blog* essa jornada de pesquisa e prática arteterapêutica.

Sua companhia será bem-vinda!

A ARTE COMO INSTRUMENTO EM GRUPOS TERAPÊUTICOS
Especificidades da Arteterapia

Publicado em 06/06/16

Recentemente iniciei uma série de textos que se propõe a pensar a prática da Arteterapia com grupos, uma modalidade de trabalho tão comum em nossa área, porém, em minha percepção, ainda pouco embasada teoricamente em suas especificidades. Minha motivação deu-se a partir dos cinco anos de prática em grupos arteterapêuticos na UIP do Hospital Adventista Silvestre e, finalizada essa etapa, percebi que chegava a hora de embasar teoricamente muito do que tive a oportunidade de testemunhar, observar e atuar intuitivamente. Convido os leitores interessados pelo tema, a buscarem os textos anteriores dessa série para que acompanhem a reflexão.

Em minha busca por literatura que abordasse tal assunto, pude encontrar várias abordagens teóricas sobre grupos terapêuticos que me sustentaram para criar o curso *Grupos em Arteterapia* que acontece atualmente no *Espaço Não Palavra*. Em literatura específica da Arteterapia, pude encontrar dois livros que também contribuíram para minha proposta, e cuja leitura recomendo: *Arteterapia com Grupos: Aspectos teóricos e práticos*, organizado por Maíra Bonafé Sei e Tatiana Fecchio Gonçales, e *Grupos em Arteterapia – Redes criativas para colorir vidas*, de Ângela Philippini.

Entretanto, ainda assim, senti falta de alguma literatura que abordasse aspectos específicos da utilização da arte e do processo criativo como instrumento no trabalho com grupos terapêuticos. Mais uma vez me senti convocada para uma das minhas grandes motivações profissionais neste ano: pensar as especificidades da Arteterapia. Nesse contexto, me perguntei: Quais são as especificidades da Arteterapia com grupos?

Inicialmente, a partir de meus estudos e da troca com alunas do curso e colegas, pude ressaltar três especificidades da Arteterapia as quais se apresentam a partir da utilização da arte, das técnicas expressivas e processos criativos no manejo com grupos.

SOBRE A LINGUAGEM E A OBSERVAÇÃO

Em grupos terapêuticos predomina a comunicação verbal entre os participantes e o manejo dessa escuta. Quando utilizamos as técnicas expressivas no *setting* terapêutico grupal, abrimos canais de comunicação para além da expressão verbal. Através da arte, fazemos um convite especial para as linguagens não verbais que tanto compõem a comunicação humana.

Além disso, ao lado da escuta, cria-se a oportunidade da observação do outro, em todo o processo do seu *agir criativo* e sua obra/imagem produzida. O olhar atento para o outro, bem como a percepção de suas expressões mais sutis, é um hábito que tem se perdido nas relações atuais, tão "líquidas*" ou tão atravessadas pela tecnologia. E a prática mostra-nos que essa observação é bastante mobilizadora de questões individuais e também muito enriquecedora na construção do sujeito em terapia.

---

* Sobre este tema, sempre indico o livro *Amor Líquido*, de Zygmunt Bauman.

Sobre o agir criativo

A teoria de grupos diz-nos que a finalidade do grupo terapêutico acontece porque:

> **No grupo, o indivíduo dá-se conta de capacidades que são apenas potenciais enquanto se encontra em comparativo isolamento.** O grupo, dessa maneira, é mais que um conjunto de indivíduos, porque um indivíduo num grupo é mais que um indivíduo em isolamento. (ÁVILA, 2009)

> **"Fazer grupo", ou seja, criar um dispositivo clínico grupal é pôr pessoas em conjunto para que a sua intersubjetividade inerente revele-se** o mais claramente possível, demonstrando sua articulação e sua composição. (*Idem*)

Em um texto anterior iniciei uma série de reflexões sobre as especificidades da Arteterapia nas quais defendi que a partir do processo criativo:

> **O agir amparado pelo continente do *setting* arteterapêutico é uma especificidade da Arteterapia** dentre os procedimentos terapêuticos. Dessa forma, o *setting* configura-se como um ambiente suportado pela transferência com o arteterapeuta para que o paciente **vivencie-se no fazer.** Que se perceba em suas dificuldades e resistências e tenha a oportunidade de enfrentá-las. Que em meio a essa experiência ele possa tomar decisões sobre esse enfrentamento (ou não) e que assim ele se responsabilize por ela e por si como autor e protagonista da sua obra/história. (MORAES, 2016)

Se pensarmos nesse conceito no contexto do grupo, percebemos que o agir criativo grupal apresenta-se como uma oportunidade para que os participantes vivenciem-se na relação com o outro *no fazer*.

Para além das propostas em Arteterapia mais comuns, em que cada participante do grupo produz seu trabalho e em seguida todos compartilham sua experiência, uma grande oportunidade de manejo de grupo que o arteterapeuta dispõe é propor técnicas que envolvam um processo criativo grupal. Estas propostas estimulam diversas reflexões sobre o indivíduo no grupo, sua interação, postura, comunicação e atuação. (Sobre possíveis questões despertadas em técnicas expressivas grupais no *setting* arteterapêutico, pretendo me aprofundar em uma outra oportunidade.)

A prática mostra que em grupos arteterapêuticos as técnicas expressivas grupais são riquíssimos instrumentos no manejo do arteterapeuta, para que os participantes percebam-se, tomem consciência de suas formas de se relacionar e façam movimentos de mudança e regulação interna. Esses movimentos naturalmente transbordarão para as relações além do *setting* arteterapêutico, cooperando para a construção de grupos sociais mais saudáveis e harmônicos.

SOBRE O FENÔMENO DO GRUPO

Um dos princípios que a teoria de grupo apresenta-nos é que o todo é mais do que a soma das partes. Ou seja, o grupo é mais do que um ajuntamento de pessoas:

> Grupo não é o que parece... Precisamos de teoria para forjar essa noção. A partir dela podemos vislumbrar o que está mais além da aparência dos grupos, sua fachada, composta de indivíduos

independentes, autônomos. **O Grupo é invisível**. O que realmente interessa do grupo é o invisível, como sugerido pela *Hidra de Lerna mitológica* – sete cabeças num animal só. O grupo é uma entidade distinta do simples fato de termos sete pessoas andando juntas. **A dimensão invisível, latente, inconsciente é a dimensão real do grupo**. De um grupo fazem parte tais e tais pessoas, fenomenicamente. Eu vejo as pessoas, mas **o grupo real é algo formado a partir das relações entre as pessoas.** (ÁVILA, 2009)

Dessa forma, do grupo emerge **um fenômeno**, inconsciente, invisível. E é para esse fenômeno que o terapeuta deve aguçar sua mais refinada escuta. Quando um grupo forma-se, torna-se um organismo vivo, com características peculiares e uma identidade própria.

Em Arteterapia, o *agir criativo grupal* e a imagem/obra produzida pelo grupo devem aguçar a escuta mais apurada do arteterapeuta. Durante o *agir criativo grupal* manifesta-se o fenômeno do grupo em ato, como uma cena a ser assistida e observada atentamente. A obra final deve ser olhada como uma sombra, um reflexo desse fenômeno que é invisível, mas que se constela na imagem produzida pelo grupo, tornando alguma parte do fenômeno visível, passível de observação pelo terapeuta e pelo grupo e tornando-se subsídio para elaboração das questões individuais e coletivas.

Dentro dessas três especificidades ainda há outras nuances a serem pensadas e, além delas, outras especificidades do uso da arte no manejo com grupos terapêuticos podem ser apontadas. Essa reflexão é uma construção ainda em aberto para mim e aberta àqueles que quiserem deixar sua contribuição.

SOBRE A TRANSFERÊNCIA E A CONTRATRANSFERÊNCIA EM GRUPOS ARTETERAPÊUTICOS

Publicado em 08/08/16

Tenho me dedicado atualmente a dois objetos de estudo e pesquisa: o trabalho com grupos em Arteterapia e as especificidades da Arteterapia como saber, prática e profissão. Durante o primeiro semestre, estive pensando sobre o fenômeno da projeção/transferência no *setting* arteterapêutico. A proposta de hoje é fazer uma articulação entre esses dois temas.

No contexto da clínica, temos a projeção de um sujeito, o paciente, para outro ser humano, o terapeuta – que se apresenta não como sujeito, mas como função – e assim é denominado o fenômeno da transferência. A outra via desse fenômeno, do terapeuta ao paciente, contratransferência[*].

Já em grupos terapêuticos a configuração é outra:

> A prática da terapia grupal tem algumas características que a diferencia do atendimento individual, sendo que a primeira delas é a presença de vários pacientes/clientes no *setting* terapêutico. Essa simples constatação já implica **uma maior complexidade dos habituais fenômenos da transferência e contratransferência**, que são inevitáveis... O grupo configura-se como um jogo de espelhos, onde cada pessoa pode se ver refletida

---

[*] Sobre este tema, sempre cito e indico o livro *O Encontro Analítico: Transferência e relacionamento humano,* de Mario Jacoby.

na outra, olha e é vista ao mesmo tempo por outras pessoas que não apenas o coordenador do grupo, que se encontra igualmente exposto. (SEI, p. 51, 2010)

Uma especificidade da Arteterapia dá-se pela introdução de um terceiro elemento na relação projetiva dentro do recorte clínico: o "material", o qual divide com o terapeuta o fenômeno da projeção (aqui entendendo o material de forma ampla: o material plástico, o agir criativo, a imagem). Nas palavras de Cláudia Brasil:

> Na relação terapêutica estabelecida em consultório, em que apenas duas pessoas se encontram, as projeções e a transferência são experimentadas de forma direta à pessoa, sem intermediações. Por isso, **o uso de materiais plásticos e de recursos técnicos criativos promove o deslocamento da transferência entre duas pessoas e passa a ser uma tríade, na qual o terceiro elemento é o material utilizado.** Assim, os complexos ativados são projetados para além do terapeuta, nos materiais. Nessa perspectiva, tanto o terapeuta quanto o cliente podem observar o produto final e a energia do complexo pulsando nas cores e formas. (BRASIL, p. 54, 2013)

Partindo desses princípios, cabe **pensarmos sobre os fenômenos da transferência e contratransferência no contexto de grupos arteterapêuticos, pois a trama de forças projetivas dar-se-ão de forma específica.** É necessário que o arteterapeuta perceba e visualize esta intensa dinâmica e se instrumentalize para manejá-la de forma consciente e consistente.

Podemos destacar quatro fluxos projetivos:

- **A transferência/contratransferência entre paciente e terapeuta**: de fato, todo processo terapêutico contempla esses fenômenos e dessa forma cabe a todo terapeuta aprofundar-se nesses conceitos. Diz-nos a teoria que, ao projetar conteúdos próprios no terapeuta, o paciente repetirá com ele seu modo de se relacionar, que é muitas das vezes sua fonte de angústia. Ao terapeuta cabe visualizar esse convite à repetição, não ceder a ele e cooperar para a transformação de tais repetições "irresponsáveis" em "memórias" conscientes. Assim, o terapeuta faz outros convites: a tomada de consciência de si por parte do paciente e, a partir daí, uma atualização de suas modalidades de relacionamento. Em grupo, tal dinâmica repete-se com cada participante simultaneamente.

- **A projeção a partir da entrada do terceiro elemento, o material**: na dinâmica de espelhamento característica do processo terapêutico, o material será um objeto que se relacionará tanto com o paciente quanto com o terapeuta "... não apenas como um depositário de imagens, mas como troca significativa..." (BRASIL, 2010) de energia psíquica e projeções, muitas vezes tornando-se até o centro do processo. Ao terapeuta cabe estar o mais consciente possível de suas questões pessoais e, consequentemente, de suas próprias projeções para deslocar-se delas e manejar com as projeções do paciente. Naturalmente, em grupo, essa dinâmica repete-se com cada participante simultaneamente.

- **A transferência entre pacientes:** em grupo terapêutico, para além da relação paciente/terapeuta, haverá outras pessoas na mesma condição de sujeito compondo o grupo e, assim, as relações manifestar-se-ão de forma natural, a partir da oportunidade de cada "eu" revelar-se em suas interações com os outros e se fazer nos vínculos apresentados. A relação com outros sujeitos atualizada dentro do *setting* terapêutico abrirá um campo para atuações não inócuas, mas propícias para a percepção de si e ao autoconhecimento. Ao terapeuta cabe proporcionar e sustentar um ambiente propício para a escuta, tomadas de consciência e movimentos de mudança de sujeitos (de) em relação.

- **A projeção pela presença do terceiro elemento dos outros pacientes:** a prática mostra-nos que a observação do material do outro é bastante mobilizadora de questões individuais e coletivas. Mais uma vez, entendendo material de forma ampla: os materiais plásticos, todo o agir criativo e a imagem produzida pelo outro podem capturar o olhar do participante de um grupo de forma intensa. Além disso, essa oportunidade de observação mostra-se bastante enriquecedora na construção do sujeito em terapia. Aqui reside uma grande especificidade da Arteterapia como técnica para grupos terapêuticos. E cabe ao arteterapeuta instrumentalizar-se para visualizar e manejar as possibilidades que se abrem a partir dela.

Este texto é um resumo de um dos temas abordados no curso Grupos em Arteterapia ao qual tenho me dedicado, no desejo de compartilhar o que pude aprender na prática com grupos arteterapêuticos e o posterior aprofundamento teórico.

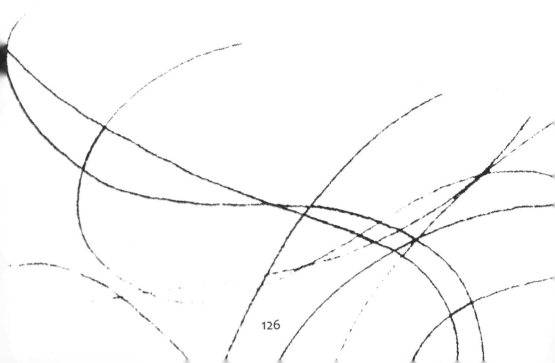

REFERÊNCIAS

ÁVILA, Lazsio Antonio. "O Eu é plural: grupos: a perspectiva psicanalítica". Disponível em: http://pepsic.bvsalud.org/scielo.php?script=sci_arttext&pid=S1806-24902009000100005 Acesso em 05/03/17.

BRASIL, Claudia. *Cores, Formas e Expressão: Emoção de Lidar e Arteterapia na Clínica Junguiana.* Ed. Wak. Rio de Janeiro, RJ. 2013.

MORAES, Eliana. "Ateterapia *High Touch* – Reflexões sobre o trabalho em grupos arteterapêuticos". 2015. Disponível em http://nao-palavra.blogspot.com.br/2015/10/arteterapia-high-touch-reflexoes-sobre.html

_____"A Percepção de Si dentro do Agir: Especificidades da Arteterapia". 2016. *Disponível em http://nao-palavra.blogspot.com.br/2016/05/a-percepcao-de-si-dentro-do-agir.html*

_____"Pensando as Especificidades em busca da Identidade". 2016. Disponível em http://nao-palavra.blogspot.com.br/2016/08/pensando-as-especificidades-em-busca-da.html

PHILIPPINI, Ângela. *Grupos em Arteterapia: Redes criativas para colorir vidas.* Ed Wak. Rio de Janeiro, RJ. 2011.

SEI, Maíra Bonafé. GONÇALVES, Tatiana Fecchio. (Org). *Arteterapia com Grupos: Aspectos teóricos e práticos.* Ed. Casa do Psicólogo. São Paulo, 2010.

ARTE E ARTETERAPIA: DIÁLOGOS PARA UM ESTILO

Dadaísmo e Surrealismo

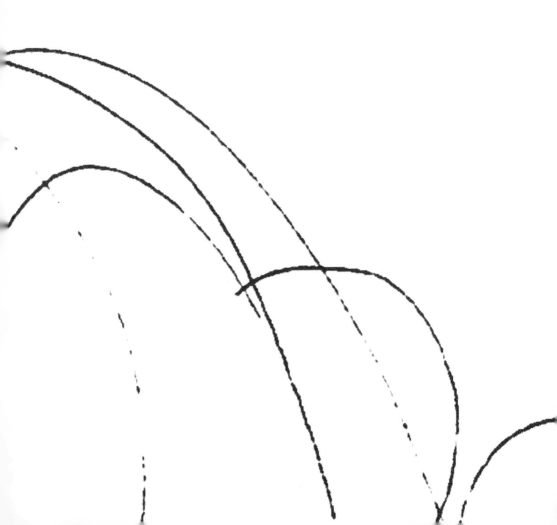

Surrealismo e Arteterapia,130

Antes do Surrealismo, o Dadaísmo, 132

O Dadaísmo na prática da Arteterapia,134

Do Dadaísmo ao Surrealimo,136

O automatismo Surrealista e
a associação livre,139

O automatismo em imagens,142

Associação livre em imagens,144

Surrealismo na prática da Arteterapia,147

Dali e a jornada terapêutica,150

RENÉ MAGRITTE EM ARTETERAPIA
Uma experiência pessoal e profissional
(parte I),152

RENÉ MAGRITTE EM ARTETERAPIA
Uma experiência pessoal e profissional
(parte II),155

REFERÊNCIAS,159

Surrealismo e Arteterapia

Publicado em 15/07/13

Tenho estudado sobre o movimento surrealista e tenho me encantado com as possibilidades que as técnicas desse movimento trazem para o *setting* arteterapêutico! Deixo aqui minha sugestão aos arteterapeutas: que se aprofundem nesse tema (aliás, na história da arte como um todo, que creio eu ser uma lacuna nos nossos estudos).

Liderado pelo poeta André Breton, seu primeiro manifesto é lançado em 1924, no qual revelava a total influência dos estudos de Sigmund Freud, que na época cunhava a teoria psicanalítica. Os artistas em suas produções faziam livre uso de conceitos como o **inconsciente**, a importância do mundo **onírico** e o uso da técnica fundamental da psicanálise: a **associação livre**. As obras desse movimento trazem um sentido de **afastamento da realidade comum** e têm um caráter **antirracionalista**.

Interessante ressaltar que nessa época os artistas estavam tomados com o horror da Primeira e Segunda guerras mundiais. Assim como os artistas do movimento "Dada", suas obras refletem seus questionamentos "para onde a razão nos levou?", seus posicionamentos opostos às tendências construtivas e formalistas na arte e às tendências ligadas ao chamado "retorno à ordem".

Como crítica à racionalidade burguesa, os artistas valorizavam **o imaginário, o fantástico e os sonhos.** Buscavam a ideia de **acaso e escolha aleatória.** Para isso, lançavam mão de variados procedimentos e métodos com o intuito de **driblar os controles conscientes e a liberação de imagens e impulsos primitivos.**

Nas artes plásticas, o **automatismo** amplamente explorado na linguagem falada e escrita buscou técnicas que permitissem a criação livre de imagens como, por exemplo, o desenho automático e a pintura com areia utilizadas por Andre Masson. Outro caminho explorado foram os desenhos colaborativos, como o jogo *cadavre exquis*, que serviram de inspiração para algumas obras de Joan Miró. Max Ernst desenvolveu o *frottage*, no qual decalcava texturas de madeira, folhas e objetos transformando-as em novas imagens. Na segunda década do movimento, os artistas voltaram seu interesse para os sonhos e a produção de pinturas oníricas. Dessa fase, destacam-se Salvador Dali, René Magritte, Max Ernst e Yves Tanguy.

Sobre esses procedimentos e métodos, à medida que avancem os estudos, pretendo continuar escrevendo textos como sugestões de reflexões, teorias e técnicas que podem ser utilizadas no trabalho do arteterapeuta. Aguardem!

Antes do Surrealismo, o Dadaísmo

Publicado em 05/08/13

Há algumas semanas escrevi sobre meus estudos do Surrealismo e meu desejo de compartilhar, passo a passo, minhas descobertas e aplicações para o trabalho da Arteterapia. Mas antes de se falar em Surrealismo é necessário falar de Dadaísmo, um movimento artístico imediatamente anterior.

O termo *Dada* foi escolhido por ser o primeiro som emitido pela criança (dadá), denotando o primitivismo, o começar do zero, o novo na arte. De fato, o Dadaísmo é marcado pela ideia de se romper com tudo o que existia e desconstruir o estabelecido, pois estavam reagindo ao horror da Primeira Guerra Mundial. Na *Revista Dada* organizada por Tzara, declararam:

> Em Zurique, em 1915, tendo perdido o interesse pelos matadouros da guerra mundial, voltamo-nos para as Belas-Artes. Enquanto o troar da artilharia se escutava a distância, colávamos, recitávamos, versejávamos, cantávamos com toda a nossa alma. Buscávamos uma arte elementar que, pensávamos, salvasse a espécie humana da loucura desses tempos. (TZARA *in* ADES, p. 188, 2000)

As obras Dada eram uma grande explosão de atividade que tinha como objetivo provocar o público, destruir as noções tradicionais de bom gosto e libertar as amarras da racionalidade e do materialismo. Arp, um poeta e artista plástico pertencente ao movimento, dizia:

> Dada visou destruir as razoáveis ilusões do homem e recuperar a ordem natural e absurda... Dada é a favor do não sentido, o que não significa contrassenso. Dada é desprovido de sentido como natureza. Dada é pela natureza e contra a arte... Dada é pelo sentido infinito e pelos meios definidos. (ARP *in* ADES, p. 181, 2000)

Esse artista aderiu ao ataque contra a linguagem que o Dada iniciou e o Surrealismo deu seguimento à sua maneira. Em sua obra, ele começou a permitir que o **acaso** se apresentasse. Utilizou técnicas como rasgar um desenho em pedaços e deixar que os fragmentos caíssem, formando um novo padrão. Também lançou mão do desenho espontâneo, permitindo o livre fluir da tinta. Da mesma forma, permitiu o acaso em seus poemas, "rasgando" frases para que não houvesse coerência lógica, embora não estivessem desprovidas de sentido.

Para o arteterapeuta, esse movimento artístico traz muitas possibilidades. Ele apresenta, de forma extremada, o binômio razão/não razão, e convida o paciente a refletir sobre onde ele se encontra nesse "jogo dos opostos". Para pacientes que apresentam características de enrijecimento, inflexibilidade e apego, técnicas que propõem a **desconstrução** os tiram de sua zona de conforto e apresentam um desafio. Para aqueles extremamente racionais e controladores, técnicas que propõem o **acaso** e a **aleatoriedade** são extremamente desafiadoras e fazem com que o paciente perceba-se nessa realidade da vida: a impossibilidade de racionalizar e ter controle sobre tudo.

O Dadaísmo na prática da Arteterapia

Publicado em 30/09/13

Dada era um modo de ser, e o melhor palco para o dadaísta era a vida, mas os principais adereços necessários à encenação nesse palco permaneciam sendo a poesia e a arte. Bradley

Tenho levado meus estudos sobre o Dada e o Surrealismo para a clínica da Arteterapia, seja em grupo ou individual. Percebo que apresentar um pouco da história da arte para os pacientes e propor que eles experimentem em si as inspirações do artista, o que o impressionava e o impulsionava a criar aquele trabalho, é uma experiência riquíssima no processo terapêutico com o auxílio da arte.

Hoje gostaria de escrever especificamente sobre a aplicação do Dadaísmo no *setting* arteterapêutico (ver contextualização histórica nos textos anteriores). Esse movimento tem como características chave: o **acaso**, o **nonsense** (o sem sentido), a **subversão**, a **fragmentação** e a **desconstrução** do estabelecido.

Acredito que as técnicas propostas pelos artistas desse movimento são interessantíssimas para serem trabalhadas com **pacientes enrijecidos**, com grande necessidade de **controle, ordem, organização**. Para os que têm dificuldade de abrir mão do **racional** e do **explicado**. Para os aprisionados no **tradicionalismo**, no que é definido, nas **regras** e no que é **estável**. Podemos dizer: para aqueles que têm a **estrutura obsessiva ou seus traços**, pela psicanálise.

Essas técnicas propõem ao paciente a flexibilidade, naturalidade, fluidez, características da vida. Podem vivenciar a sensação de não controle, de "soltar as rédeas". Promovem o desapego, a desconstrução e a quebra do estabelecido.

Experimentar-se fora de sua zona de conforto pode causar ao paciente resistência e incômodo. Uma vez que ele se permite ultrapassar esta zona, porém, abre-se uma nova janela de possibilidades, trazendo sentimentos como coragem e libertação.

Podemos nos inspirar no artista Arp, que rasgou um desenho em pedaços e deixou que os fragmentos, ao caírem, formassem um novo padrão, deixando que o acaso fosse um elemento fundamental em sua composição.

Outra técnica interessante é a *Merz Art*, as famosas colagens de Schwitters: uma espécie de coluna, quase um totem, feita de coisas encontradas ao acaso e acrescidas às outras, dia após dia. Uma composição de tudo o que por acaso caiu sob suas vistas ou esteve ao alcance da mão, chamou sua atenção por um instante, ocupou sua vida por algum momento: passagens usadas de bonde, pedaços de cartas, barbantes, rolhas, botões etc. Com o objetivo de "criar relacionamentos entre as coisas do mundo", os elementos recolhidos e combinados que haviam sido descartados pela sociedade por não servirem mais, por terem cumprido suas funções (algumas pessoas podem se identificar com essa descrição), mas, por serem "vividas", comporão o quadro, arte.

Do Dadaísmo ao Surrealimo

Publicado em 19/08/13

Dando seguimento à série de textos sobre o Surrealismo e a Arteterapia:

O Surrealismo nasceu de um desejo de ação positiva, de reconstrução a partir das ruínas do Dada que, ao negar tudo, acabou por negar a si mesmo. De fato, Dadaísmo e Surrealismo são bastante semelhantes no que se refere ao posicionamento político e no ataque às formas tradicionais da arte. A diferença fundamental entre eles estava na formulação de teorias e princípios do Surrealismo em vez do anarquismo dadaísta. O Surrealismo aboliu o veto que o Dada aplicou à arte e devolveu ao artista a sua razão de ser, sem impor um novo conjunto de regras estéticas.

O lugar do "acaso" nas obras dadaístas transformou-se na **influência do inconsciente na arte**, na teoria surrealista. André Breton, líder do movimento, era médico psiquiatra e estudioso de Freud, que na época estava em pleno desenvolvimento da teoria psicanalítica, baseada no conceito do inconsciente. Para Breton, no inconsciente pensa-se por imagens, e como a arte produz imagens, é o meio mais adequado para trazer à superfície os conteúdos profundos do inconsciente.

Breton explora todo o potencial desse novo paradigma no contexto da arte:

> [...] em 1928 Breton publica *Le Surrealisme et la Peiture...* [e defende que] O inconsciente não é apenas uma dimensão psíquica explorada com maior facilidade pela arte, devido à sua familiaridade com a imagem, mas é a dimensão da existência estética, e portanto, a própria dimensão da arte. Se a consciência é a região do distinto, o inconsciente é a região do indistinto: onde o ser humano não objetiva a realidade, mas constitui uma unidade com ela. **A arte pois, não é representação, e sim comunicação vital**, biopsíquica, do indivíduo por meio de símbolos. Tal como na teoria e na terapia psicanalíticas, na arte é de extrema importância a experiência onírica, na qual coisas que se afiguram distintas e não relacionadas para a consciência revelam-se interligadas por relações tanto mais sólidas quanto mais ilógicas e incriticáveis. (BRETON *in* ARGAN, p. 361, 1992)

Entretanto, é interessante ressaltar que embora a origem do Surrealismo se desse na teoria psicanalítica, seus fins se diferenciavam. Os surrealistas viam nos sonhos a imaginação em seu estado primitivo e uma expressão pura do "maravilhoso", sem qualquer espírito de pesquisa científica. Freud, certa vez, recusou-se a colaborar com uma antologia de sonhos organizada por Breton porque não conseguia vislumbrar em que uma coletânea de sonhos, sem as associações e as lembranças da infância do sonhador, poderia ter de interesse para seus estudos e para a psicanálise.

Desde o início da formação em Arteterapia já somos apresentados ao grande potencial de comunicação que as mais variadas linguagens da arte possuem. Já somos ensinados também sobre o potencial expressivo de conteúdos que estão para além da razão e do racional, mas estão no campo do inconsciente. E nossa prática, que é soberana, confirma-nos tais fenômenos.

De minha parte, porém, acho fascinante e creio que amplia nossa percepção como arteterapeutas conhecer os caminhos que nossos precursores traçaram até chegarmos aqui.

O automatismo Surrealista e a associação livre

Publicado em 26/08/13

Fiquei surpresa ao aprender que, embora seja através das artes plásticas que o Surrealismo tornou-se conhecido do grande público, em certo sentido elas são "auxiliares" ao movimento. Na realidade, os principais interesses eram poesia, filosofia e política.

O *Manifesto Surrealista* apresentou-se como um movimento literário, mencionando a pintura apenas como uma nota de rodapé. Nele continha a seguinte definição para o Surrealismo:

> Puro automatismo psíquico, através do qual se pretende **expressar, verbalmente ou por escrito,** o verdadeiro funcionamento do pensamento. O pensamento ditado na ausência de todo o controle exercido pela razão, e à margem de qualquer preocupação estética ou moral. (BRETON *in* ADES, p. 109, 2000)

Os surrealistas defendiam que o **automatismo** revelaria a "verdadeira natureza individual de quem o praticasse", uma técnica muito mais completa do que as "criações conscientes", pois esse seria o meio "mais perfeito para alcançar e desvendar o inconsciente" (ADES, 2000)

André Breton, líder surrealista, psiquiatra de formação, afirmava que seu interesse pelo automatismo originava-se em Freud. Escreveu no Manifesto:

> Completamente ocupado com Freud, como eu ainda estava nessa época, e familiarizado com os seus métodos de observação, que eu tivera ocasião de aplicar em pacientes durante a guerra, decidi obter de mim mesmo o que tentamos obter deles, um monólogo pronunciado o mais rapidamente possível, sobre o qual a mente crítica do indivíduo não deve produzir qualquer julgamento, e que, portanto, não seja embaraçado por nenhuma reticência e seja, tão exatamente quando possível, pensamento falado. (BRETON *in* ADES, p. 110, 2000)

Em parceria com Philippe Soupault, Breton produziu inúmeras páginas de **escrita automática** e ficaram espantados com o resultado e sua "qualidade tal que não teríamos sido capazes de produzir usando a escrita comum". (*Idem*)

Breton aplicou para fins artísticos o que Freud cunhou como a regra fundamental da psicanálise: **a associação livre**. Nessa época, Freud estava em pleno desenvolvimento de suas técnicas terapêuticas para o tratamento das doenças nervosas, em especial a histeria. Estabeleceu que o tratamento psíquico dava-se através da fala, e como parte do método catártico, Freud pedia que o paciente falasse, sem restrições ou censuras, tudo o que atravessasse a sua mente, com ou sem sentido. Eis a associação livre, técnica fundamental à teoria psicanalítica que visa alcançar seu objeto, o **inconsciente**.

Na prática da Arteterapia, é muito interessante estimular que o paciente tenha um momento em que se debruce sobre um trabalho ou uma temática e escreva, automaticamente, tudo o que lhe vier à mente, sem a obrigatoriedade das "regras para boas redações" como as ensinadas na escola. Tenho obtido resultados muito interessantes com pacientes que, ao se entregarem a essa proposta, se surpreendem com o resultado de seus escritos, conteúdos tão íntimos a serem trabalhados no processo terapêutico.

O automatismo em imagens

Publicado em 09/09/13

Embora o Surrealismo tenha se originado como um movimento literário, no campo das artes visuais ele foi um dos mais vorazes de todos os movimentos modernos. Entretanto, houve até quem afirmasse que a pintura surrealista não existia, como Pierre Naville, um dos primeiros editores de *La Révolucion Surréaliste.*

A partir de 1925, Breton passou a escrever em resposta a tal acusação uma série de artigos que acabaram por ser editados em um livro chamado *Le Surréalist et la Peinture,* citando pintores como De Chirico, Max Ernst, Man Ray, Masson, Miró e Tanguy.

Breton, em *Gênese Artística e Perspectiva do Surrealismo:*

> Insisto em que o automatismo, tanto gráfico quanto verbal –
> sem prejuízo das profundas tensões individuais que ele é capaz
> de manifestar e, em certa medida, resolver – é o único modo
> de expressão que satisfaz plenamente o olho ou o ouvido, ao
> realizar a unidade rítmica (tão reconhecida no desenho ou no
> texto automático [...]. (BRETON *in* ADES, p. 114, 2000)

Em seus textos, Breton não tenta definir a pintura surrealista, mas aborda o tema de modo diferente, avaliando o relacionamento de cada pintor com o Surrealismo, evitando qualquer discussão sobre estética. Posicionou-se de modo um tanto vago, "dizendo estar unicamente interessado numa tela na medida em que é uma janela que olhava para algo; afirma também que o modelo do pintor deve ser 'puramente interior'". (ADES, 2000)

Na realidade, diz-se que os pintores surrealistas conseguiram obter uma maior independência do que os escritores do movimento no que se refere à personalidade dominante de Breton, talvez porque a pintura não fosse o seu campo de atuação. Pode-se dizer que os pintores puderam experimentar as ideias surrealistas sem se subjugarem a elas.

O **desenho automático** do artista Masson (técnica frequentemente usada em aulas de artes e em Arteterapia, mas que muitas vezes não sabemos onde está contextualizada na história da arte) é considerado um dos mais notáveis produtos do Surrealismo. A ideia consiste em: mover as mãos de forma que o lápis ou o pincel mova-se rapidamente, sem uma ideia consciente de um tema, traçando uma teia de linhas nervosas, mas firmes, das quais emergem imagens que são, por vezes, aproveitadas e elaboradas, outras vezes deixadas como sugestões. Os mais bem-sucedidos desses desenhos possuem uma integridade que provém da elaboração inconsciente de referências textuais e sensuais, tanto quanto visuais.

Na prática da Arteterapia, essa técnica é utilizada com excelentes resultados, pois naturalmente a imagem que o paciente visualiza e ressalta dentre o emaranhado de linhas é um símbolo que lhe pertence e está fatalmente atrelado às suas questões. Tal símbolo constitui-se em um material que deve ser trabalhado dentro do processo terapêutico.

Associação livre em imagens

Publicado em 14/10/13

O fato de não compreender o significado dos meus quadros no momento em que os pinto não quer dizer que não o tenham.
Salvador Dali

Na prática da Arteterapia, sempre observei pacientes que ao receberem uma proposta de reflexão e técnica expressiva mostram-se tensos, desconfortáveis e dizem: *"hum... não sei o que fazer..."* Essa fala sempre me intrigou e me afetou.

Há algum tempo venho desconstruindo a ideia aprendida de que em Arteterapia pede-se que o paciente faça um *símbolo* para representar aquilo que está pensando ou sentindo. Pedir para que o paciente *escolha* um símbolo é um processo racional e controlado, nada espontâneo – o que abre espaço inclusive para as resistências, um movimento de defesa natural do paciente.

Encontrei eco para essas reflexões na medida em que fui me aprofundando no estudo do Surrealismo. Os artistas desse movimento não sabiam o que iam pintar no momento da primeira pincelada. Em uma entrevista em 1947, Miró revelou seu processo criativo dizendo que em um primeiro estágio deixa qualquer ideia (ou pincelada) aparecer espontaneamente, sem ter em mente o que vai pintar. Em um segundo estágio sim, ele planejava e calculava cuidadosamente a execução de sua obra, segundo as regras de composição.

O antropólogo Lévi-Strauss trocou correspondência com Breton quando ainda era desconhecido, e escreveu sobre a distinção entre:

> [...] o documento, produto bruto da atividade mental, e a obra de arte, que é sempre uma elaboração secundária. É evidente, contudo, que tal elaboração não pode ser obra do pensamento racional e crítico... Se toda obra de arte continua sendo um documento, ela ultrapassa o plano documental, não apenas pela qualidade da expressão bruta, mas também pelo valor da elaboração secundária, que, aliás, só é chamada de `secundária` em relação aos automatismos de base, mas que, em relação ao pensamento crítico e racional, apresenta o mesmo caráter de irredutibilidade e de primitividade que os próprios automatismos. (STRAUSS, p. 19, 2007)

Esse é o processo que tenho encaminhado aos meus pacientes ao receberem um estímulo ou pensarem em uma questão no seu processo de autoconhecimento: ao se falarem ou expressarem por qualquer linguagem da arte, que não tentem visualizar ou escolher um resultado final. Que apenas comecem "puxando um fio desse novelo"; uma cor, um movimento, uma forma. A partir de então, que percebam o que tal estímulo lhes causa, e o que o próximo estímulo lhes causa, e assim sucessivamente até que se cheguem naturalmente a uma composição que sintam concluída. Eis uma verdadeira **associação livre em imagens.**

Desse processo sim, pode-se fazer surgir um símbolo a ser trabalhado. Um símbolo espontâneo, que surgiu da expressão não racionalizada do paciente, o qual devemos acolher e nos debruçar. O que é escolhido, premeditado e executado, a meu ver, fecha a porta para as "surpresas" que a expressão espontânea pode nos revelar!

Surrealismo na prática da Arteterapia

Publicado em 04/11/13

O surrealismo não é estilo.
É o grito da mente que se volta para si mesma.
Antonin Artaud

Os movimentos Dada e Surrealista têm em comum a busca da **não razão** na arte. O Dadaísmo tinha como princípio a não fundamentação teórica e tinha como palavra de ordem o acaso. Em um texto anterior deste *blog*, pudemos ver a aplicabilidade desse movimento na prática da Arteterapia.

O *Surrealismo* nasce como uma reconstrução das ruínas do Dada, que, ao negar a tudo, acaba por negar a si mesmo. E o acaso dadaísta transformou-se na **influência do inconsciente na arte**, embasados na teoria psicanalítica de Freud. O movimento buscava:

> [...] criar uma arte que fosse 'automática', que brotasse diretamente do inconsciente, sem ter sido moldada pela razão, pela moralidade ou por julgamentos estéticos. (LITTLE, 2010)

(Soa familiar, arteterapeutas?)

Os experimentos que esses artistas faziam para de toda forma tentarem burlar a influência da consciência em suas obras são riquíssimos e muito propícios a serem aplicados no *setting* arteterapêutico. Acredito que são muito interessantes no trabalho com pacientes **racionais**, que ao manejarem bem as palavras, **constroem** e **calculam** seu discurso. Que se imaginam sabedores de si e queiram **explicar-se**. Ou mesmo que estejam abertos ao processo terapêutico, mas que por resistência tentam **controlar** os conteúdos que levam à terapia.

As técnicas surrealistas (algumas já mencionadas em textos anteriores) procuram acessar o **inconsciente (o maravilhoso)** através do automatismo, ou seja, tudo que era criado de forma **espontânea**. Disse Ernst em *Além da Pintura*:

> Lutando mais e mais para restringir minha própria participação ativa no desenvolvimento da figura e assim ampliando o papel criativo das faculdades alucinatórias da mente, cheguei a assistir como um espectador ao nascimento de todos os meus trabalhos. (ERNST *in* BRADLEY, p. 24, 2004)

Além disso, uma das principais características do movimento, que é o permanente intercâmbio entre o "poético e o pictórico", possibilita-nos a reprodução da técnica da **associação livre** da psicanálise, originalmente por palavras, na **associação livre por imagens**, sendo essa outra forma do sujeito se falar tão legítima quanto.

A associação livre é a técnica psicanalítica na qual o analista pede que o paciente fale, sem restrições ou censuras, tudo o que passa pela sua mente, e coloca o analista atento a tudo aquilo que "escapole" diretamente do inconsciente para o discurso consciente, como os atos falhos, chistes, lapsos, sonhos... A prática mostra-nos que o ato criativo e, nesse contexto específico, as técnicas surrealistas também se estabelecem como conteúdos inconscientes não racionalizados e não controlados pelo paciente, que se materializam na representação plástica. Por serem muito ricos em produção de **símbolos espontâneos** são um excelente recurso na clínica do arteterapeuta.

Dali e a jornada terapêutica

Publicado em 18/08/14

Ontem visitei a exposição de Salvador Dali no CCBB Rio de Janeiro e hoje gostaria de dedicar o espaço de reflexão do *blog* a esse artista tão rico! Destaque para o seu manifesto logo na entrada, com o título: "Declaração da Independência da Imaginação e dos Direitos do Homem à sua Própria Loucura".

Aproveitando o ensejo, porém, hoje gostaria de compartilhar o "encontro" que vivi com uma das obras de Dali, pouco conhecida, pouco divulgada, que ilustra este texto, chamada *Batalha nas Nuvens*. Esse encontro aconteceu ao me dar conta de que ali estava representado em imagem aquilo que eu estava vivendo em minha análise pessoal. Uma grande potência de emoção me tomou, levei o livro com a imagem para o meu analista e, bastante emocionada, só conseguia repetir: é isto que estou fazendo aqui.

Acredito que posso afirmar – por teoria e por experiência pessoal e clínica – que as imagens produzidas por artistas ao longo da história são um excelente instrumento projetivo ao arteterapeuta. Ali estão expressados, materializados e "coisificados" conteúdos profundamente humanos. E ao observarmos e aprofundarmos o olhar para essas imagens, poderemos projetar conteúdos pessoais que ainda não tivemos condições de traduzir em palavras. Quando nos aprofundamos no estudo da potencialidade do conceito de **projeção**, poderemos responder à pergunta *"O que esta imagem significa?"* com *"Está nos olhos de quem vê!"*.

Para mim, essa tela significou "o retrato da jornada terapêutica". Há uma porta em que alguém entra, transforma-se em "menina" (pois dentro dessa sala não existem nomes, títulos, referências, apenas um sujeito), senta-se e, como um filme, começa a revisitar sua biografia, seus conflitos, suas dores, suas batalhas internas. Tais batalhas não são "concretas ou corporais", não se valem de armas ou bombas. Mas existem e são feitas de nuvens porque são de outra ordem. E nuvens podem se dissipar com o sopro do vento.

Tais batalhas precisam ser revistas e repensadas, e esse processo já significa outra batalha, porque revisitá-las dói. Precisa ser feito em um ambiente seguro, acolhedor, por isso do lado de dentro da porta. Mas essa porta também é de saída, pois não é saudável que se entre neste lugar, tranque-se a porta e ali se permaneça contemplando as batalhas de forma inócua. Entrar nessa sala significa rever, repensar, ressignificar e se preparar para a vida que continua fora da sala.

Do que meus olhos viram nesta imagem, ficam para mim duas coisas: da responsabilidade que tenho comigo de repensar "minhas batalhas em nuvens" e da responsabilidade que tenho com meus pacientes de proporcionar-lhes um lugar seguro para esse repensar, e que eu esteja ao lado para acompanhá-los nesta jornada.

RENÉ MAGRITTE EM ARTETERAPIA
uma experiência pessoal e profissional

(Parte I)

Publicado em 01/06/15

No último dia 22 de maio estive no *I Congresso de Clínica Junguiana e Arteterapia* na Universidade Veiga de Almeida - RJ, apresentando o trabalho *O uso das imagens oníricas surrealistas na prática da Arteterapia*. E, como protagonista desse trabalho, apresentei um de seus principais artistas: René Magritte. Aqueles que estão por perto sabem do meu apaixonamento e diálogo com as "imagens poéticas" desse artista, pelo impacto que causam. Hoje, inicio aqui no *blog* uma série de textos comentando minha experiência pessoal e profissional com Magritte, e estendo esse convite aos que têm "olhos curiosos".

Primeiramente, é interessante observarmos que as imagens oníricas surrealistas apresentam-se como um potente estímulo projetivo na prática da Arteterapia. Pois, assim como os sonhos, impactam o espectador com a sensação de que são ao mesmo tempo familiares e desconhecidas, causando estranhamento:

> [...] familiar em razão do estilo minuciosamente realista que permite ao espectador o reconhecimento dos objetos pintados; desconhecido, por causa da estranheza dos contextos em que eles aparecem, como num sonho [...]. (BRADLEY, p. 34, 2004)

René Magritte (Bélgica 1898-1967), foi um dos grandes artistas do Surrealismo. Entretanto, diz-se que não era um pintor comum, mas um pintor de ideias, um pintor de pensamentos visíveis:

> Magritte vira subversivamente do avesso a percepção: os objetos que pinta são todos claramente reconhecíveis, provêm da esfera banal e quotidiana, contudo, logo que são pintados de uma forma bastante acadêmica... mudam, e tudo mergulha na incerteza. Magritte apresenta aqui as coisas com uma **lógica poética**... (PAQUET, p. 23, 2000)

O artista é conhecido por suas "imagens poéticas", pois, para compreendê-las, não é suficiente olhar para a obra, é preciso refletir sobre o que se vê, imaginá-lo. Somente através de uma atitude meditativa, o observador poderá acessar o sutil jogo de enigmas proposto pelo pintor, pois sua primeira preocupação é "revelar o que está escondido pelo que podemos ver". (PAQUET, 2000)

A obra de Magritte é constituída por imagens impactantes, desafiadoras, que inquietam o observador. Mas afetam, sobretudo, porque elas fazem eco às questões profundas que pertencem a quem as observa. Imagens que atuam como espelhos da alma de quem as vê. Esse espelhamento proporciona ao apreciador a oportunidade de pensar:

> [...] pintura para filósofos ou, pelo menos, para apreciadores do pensamento filosófico. Na arte de Magritte, o choque poético, o estímulo estético causado pelo quadro, não devem decididamente separar-se do amor pelo pensamento, um prazer incontido de reflexão [...]. (*Ibidem*, p. 21)

Em sua concepção, "A arte de pintar exprime o invisível por meio do visível, pensamentos por meio de imagens." (PAQUET, 2000). Nesse contexto, percebemos que não raramente as questões terapêuticas, fontes de angústia relatadas verbalmente ou não pelo paciente, são traduzidas pelo artista em imagens. Imagens essas não literais, ricas em simbolismos, metáforas, paradoxos, características tão presentes e ao mesmo tempo tão desestabilizadoras da vida. Propor ao cliente/paciente de Arteterapia um diálogo com grandes artistas, e nesse contexto específico com Magritte e suas imagens provocativas mostra-se uma experiência riquíssima e eficaz na prática da Arteterapia.

O manejo das propostas a partir das imagens ficará a cargo do arteterapeuta, e o contexto de seu trabalho – atendimento individual, ou grupo terapêutico – propor-se-á uma imagem a partir de um símbolo trazido pelo cliente/paciente contido em uma imagem do artista ou uma vivência semiestruturada. Enfim, a prática mostra-nos que nos mais variados contextos o uso das "imagens poéticas" de Magritte servirá como disparadoras de grandes reflexões e de subsídio para que o paciente se perceba, se pense, se conheça e se ressignifique.

Em breve, em um novo texto, continuarei compartilhando minha experiência pessoal e profissional com esse artista verdadeiramente instigante.

RENÉ MAGRITTE EM ARTETERAPIA
uma experiência pessoal e profissional

(Parte II)

Publicado em 10/08/15

Em um texto anterior deste *blog* dei início a uma série de textos que compartilham meu diálogo com um artista surrealista que tem me atravessado em minhas reflexões pessoais e na prática como arteterapeuta: René Magritte. A pintura desse artista instigante:

> [...] não oferece um meio de identificação, como uma fotografia de passaporte; a sua intenção é chamar a atenção, não para a realidade exterior como tal, mas para o **insondável mistério por trás dessa realidade**. Na produção de Magritte, a imagem pintada é sempre a **imagem de um pensamento** e, como tal, o pintor exige que se reflita a sua condição inerente, como imagem. (PAQUET, p. 67, 2000)

Na ocasião do texto anterior, defendi que a obra de Magritte, característica por suas "imagens poéticas", são potentes estímulos projetivos, pois:

> [...] percebemos que não raramente as questões terapêuticas, fontes de angústia relatadas... pelo paciente, são traduzidas pelo artista em imagens... não literais, ricas em simbolismos, metáforas, paradoxos, características tão presentes e ao mesmo tempo tão desestabilizadoras da vida. Propor ao cliente/

paciente de Arteterapia um diálogo com grandes artistas, e neste contexto específico com Magritte e suas imagens provocativas mostra-se uma experiência riquíssima e eficaz na prática da Arteterapia. (MORAES, 2015)

Das imagens do artista que tenho utilizado em minha clínica, talvez a que se faz mais presente é a que ilustra este texto. Uma imagem que demanda um olhar curioso e uma atitude reflexiva para se compreender a profundidade de seu simbolismo. Magritte retrata um dilema tão profundamente humano, que nos faltam palavras para alcançá-lo.

Agraciados somos, quando podemos desfrutar de um encontro com poetas – artistas, seres humanos sensíveis às questões humanas e que possuem uma intimidade singular com as palavras. Não raramente, em um momento vivido por nós como *"não palavra"*, eles nos estendem a mão. E assim, refletindo sobre a imagem de Magritte, pude encontrar eco nas palavras de Dostoievsky em *Os Irmãos Karamazov*, que parecem ter sido escritas em um diálogo perfeito com Magritte, um diálogo entre imagem e texto, pintura e poesia:

"Somos assim. Sonhamos o voo, mas tememos as alturas. Para voar é preciso amar o vazio. Porque o voo só acontece se houver o vazio. O vazio é o espaço da liberdade, a ausência de certezas. Os homens querem voar, mas temem o vazio. Não podem viver sem certezas. Por isso trocam o voo por gaiolas. As gaiolas são o lugar onde as certezas moram.

É um engano pensar que os homens seriam livres se pudessem, que eles não são livres porque um estranho os engaiolou, que se as portas das gaiolas estivessem abertas eles voariam.

A verdade é o oposto. Os homens preferem as gaiolas ao voo.
São eles mesmos que constroem as gaiolas
onde passarão as suas vidas."

Experiência marcante é quando um paciente depara-se com a chance de reconhecer e nomear as suas gaiolas. E admitir que não apenas elas lhe pertencem, mas que *ele é a própria gaiola.* Nesse momento de tomada de consciência, há um convite ao responsabilizar-se, e a pergunta se apresenta: *"qual é o meu desejo? Voar um salto para a liberdade, mas me expondo ao des-conhecido ou manter-me no lugar restrito porém seguro?"* Essa é uma resposta absolutamente individual e somente cada su-jeito poderá dizer qual é o seu caminho possível.

Um último impacto que experimentei com essa obra deu-se quando soube seu nome: **"O terapeuta"**. Magritte sempre fez questão de não fazer qualquer descrição ou identificação de suas obras nos títulos, porém nesse caso ele nos provoca uma interrogação.

Após (me) pensar, imagino que o segredo esteja na capa vermelha que o sujeito da imagem carrega. Pois, terapeutas são aqueles que têm a vocação e a técnica para estar ao lado dos que estão reconhecendo, nomeando e se responsabilizan-do por suas gaiolas. E, nesse momento, precisa lançar mão de uma "capa protetora" de si para desempenhar seu ofício de tamanha responsabilidade. Entretanto, também faz parte do ofício do bom terapeuta reconhecer que quando ele encerra seu trabalho é necessário abrir (mão de) "sua capa", admitir sua humanidade e que ele também precisa encarar de frente suas próprias gaiolas.

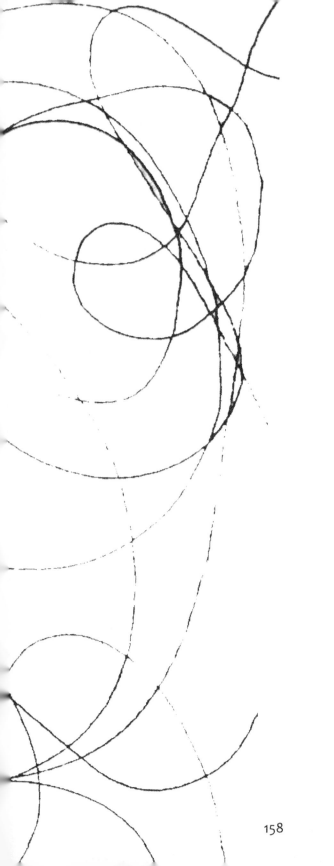

REFERÊNCIAS

ADES, Dawn. "Dadá e Surrealismo". *In: Conceitos da Arte Moderna.* Nikos Stangos (Org), Ed. Jorge Zahar Editor, Rio de Janeiro, 2000.

ARGAN, Giulio Carlo. *Arte Moderna.* Ed. Companhia das Letras, São Paulo, 1992.

ARTAUD, Antonin *in* BRADLEY, Fiona. *Surrealismo - Movimentos da Arte Moderna.* Ed. Cosac Naify, São Paulo, 2004.

BRADLEY, Fiona. *Surrealismo: Movimentos da Arte Moderna.* São Paulo: Cosac Naify, 2004.

DALI, Salvador *in* DESCHAMES, Robert. NÉRET, Gilles. *Salvador Dali.* Ed. Taschen.

LITTLE, Stephen. *Ismos para Entender a Arte.* Ed. Globo, São Paulo, 2010.

MORAES, Eliana. *René Magritte em Arteterapia – Uma experiência pessoal e profissional (Parte I).* 2015. Disponível em http://nao-palavra.blogspot.com.br/2015/06/rene-magritte-e-arteterapia-uma.html

PAQUET, Marcel. *Magritte.* Ed. Taschen, Paris, 2000.

STANGOS, Nikos. Org. *Conceitos da Arte Moderna – com 123 ilustra-ções.* Ed. Jorge Zahar Editor, Rio de Janeiro, 2000.

STRAUSS, Levi *in* PASSETTI, Dorothea Voegeli. "Colagem: arte e antropologia" *in Ponto-e-vírgula.* Disponível em: http://revistas.pucsp.br/index.php/pontoevirgula/article/view/14312/10461

ARTE E ARTETERAPIA: DIÁLOGOS PARA UM ESTILO

Outras referências

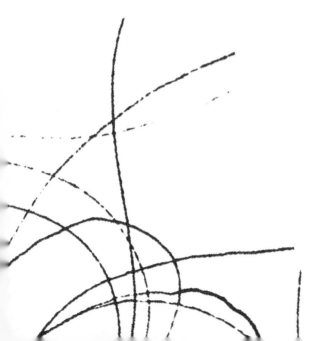

O quadrado e o círculo na clínica de
Arteterapia,162

TEORIA, POESIA E CLÍNICA
Diálogos em Arteterapia,165

SALVADOR DALI E MANOEL DE BARROS
Em diálogo por um aniverssário,169

A AMIZADE ENTRE PINTURA E MÚSICA
Em busca da abstração,173

MONDRIAN E ARTETERAPIA
Um diálogo para um estilo,177

REFERÊNCIAS,185

O quadrado e o círculo na clínica de Arteterapia

Publicado em 26/01/15

Quando

Quando olho para mim não me percebo.
Tenho tanto a mania de sentir
Que me extravio às vezes ao sair
Das próprias sensações que eu recebo.

O ar que respiro, este licor que bebo,
Pertencem ao meu modo de existir,
E eu nunca sei como hei de concluir
As sensações que a meu pesar concebo.

Nem nunca, propriamente reparei,
Se na verdade sinto o que sinto.
Eu serei tal qual pareço em mim? Serei.

Tal qual me julgo verdadeiramente?
Mesmo ante as sensações sou um pouco ateu
Nem sei bem se sou eu quem em mim sente.

Álvaro de Campos [*]

Quando me deparei com esse poema de Fenando Pessoa, imediatamente me veio à mente um perfil de pacientes que não raramente recebemos na clínica da Arteterapia. São pacientes que apresentam uma latente desorganização, um vulcão de emoções e sensações as quais não são capazes de administrar e são tomados por elas. Pacientes empobrecidos em sua função pensamento, com dificuldade de racionalizar e tomar consciência de tudo aquilo

---

[*] Heterônimo de Fernando Pessoa.

o que sentem e, por esse motivo, os sentimentos os dominam e transbordam. Muitas vezes transborda também para seu corpo, apresentando sintomas físicos recorrentes e dolorosos. Pacientes que sofrem e são reféns de seu sofrimento. De minha prática posso citar pacientes depressivos, com transtornos de ansiedade e com estrutura e/ou traços histéricos, segundo a psicanálise.

Esse perfil de paciente é carente de contorno, eixo, foco, limite, base, "segurança". São muito beneficiados com técnicas estruturantes e organizadoras na Arteterapia. Sem esse momento de estruturação eles não têm condições de se reconhecer, se pensar e fazer movimentos de mudança. E a prática mostra que, nesse momento, recursos para os quais muitas vezes nós, arteterapeutas, "torcemos o nariz", mostram-se excelentes para o paciente: as retas, as réguas, a geometria. Lembro aqui a grande artista Louise Bourgeois: *"Geometria: Regras imutáveis, confiáveis, seguras. Diferente das relações pessoais"*. Por essa razão, precisamos reconhecer quando nosso paciente precisa de segurança para continuar em seu caminho de autoconhecimento.

Tal questão lembra-me das discussões do nosso grupo de estudos *A Prática da Arteterapia*, no qual discutimos amplamente a importância do arteterapeuta "levantar seu olhar" das técnicas aprendidas em sala de aula e *desenvolver e apurar seu olhar para o paciente*. Da mesma forma, deslocar seu olhar de si mesmo, aquilo que deseja trabalhar, as técnicas que deseja aplicar, como deseja narcisicamente conduzir a jornada de autoconhecimento de seu paciente. Quem é seu paciente? Onde ele está? O que ele deseja? O que ele pode? O que ele precisa?

Se compreendemos que as criações dos grandes artistas são por definição expressões humanas, e percebemos o grande número de artistas que lançaram mão da geometria e das retas em sua arte, e, além disso, aprofundaram-se amplamente no seu estudo expressivo e simbólico, não podemos negligenciar tal potencial. Em arte e na produção de imagens e expressão com fim terapêutico não existe certo ou errado, mocinho ou bandido, ou somente um caminho possível.

Ao arteterapeuta cabe não ter uma visão limitada ou se restringir, mas ter um rico leque de opções de técnicas para acioná-las a cada passo de seu paciente. Um rico leque significa não só técnicas de expansão e desconstrução, mas também técnicas de estruturação e organização. Que nós, arteterapeutas, possamos também sorrir para a geometria e para as réguas. Ao limitarmos o acesso de nosso paciente a ferramentas tão exploradas na arte, como a geometria e seus instrumentos, por considerá-los limitantes, bloqueadores da livre expressão e da criatividade, *não estaríamos, nós mesmos, promovendo uma visão limitada do criar?*

---

*Ver texto "O quadrado e o círculo" de Flávia Hargreaves, disponível em http://nao-palavra.blogspot.com.br/2015/01/o-quadrado-e-o-circulo.html

TEORIA, POESIA E CLÍNICA
Diálogos em Arteterapia

Publicado em 21/06/15

E agora, José?
... A festa acabou,
a luz apagou,
o povo sumiu,
a noite esfriou,
e agora, José?...
Está sem mulher,
está sem discurso,
está sem carinho,...
a noite esfriou,
o dia não veio,
o bonde não veio,
o riso não veio,
não veio a utopia
e tudo acabou
e tudo fugiu
e tudo mofou,
se você gritasse,
se você gemesse,

se você tocasse
a valsa vienense,
se você dormisse,
se você cansasse,
se você morresse...
Mas você não morre,
você é duro, José!
Sozinho no escuro
qual bicho-do-mato,
sem teogonia,
sem parede nua
para se encostar,
sem cavalo preto
que fuja a galope,
você marcha, José!
José, para onde?

Carlos Drummond de Andrade

Ao ler o texto *O ato criativo e a imagem*, de Maria Cristina Resende, minhas reflexões foram instigadas por esse ensaio de construção teórica para a Arteterapia. Senti-me motivada a escrever sobre algumas articulações que já passeavam por meus pensamentos, em um diálogo entre poesia e clínica.

Há algum tempo a leitura da poesia vem me tocando. Tenho me debruçado sobre ela e articulado as palavras dos poetas com a clínica, pois, a meu ver, poetas são por definição artistas – seres sensíveis às questões mais profundas da alma – que possuem alguma intimidade singular com as palavras, aproximando-nos um pouco mais daquilo que experimentamos como "não palavras".

A poesia de Drummond impacta-me quando retrata aquele momento de crise fatalmente conhecida por nós: "E agora?". Drummond revela esse momento como algo tão humano, que escolhe para o personagem o nome José, um dos nomes mais comuns de nossa cultura, convidando-nos a pensar no José que há em cada um de nós e que sua crise nos pertence.

Em geral, clientes/pacientes que procuram por um terapeuta encontram-se em crise, das mais variadas ordens e potências, e após relatarem sua queixa (verbalmente ou não) perguntam-se sob o olhar do terapeuta: "E agora?". Nas palavras de Maria Cristina Resende:

> É a crise, que vem do grego *Krísis*, cujo significado é separação, avaliação, e no latim era usado na medicina antiga referindo-se ao momento decisivo da doença, onde haveria um desfecho, a cura ou a morte. É o *turning point*, o momento em que se percebe que é preciso acontecer algo, onde "cada decisão que se toma representa assim um ponto de partida, num processo de transformação que está sempre recriando o impulso que o criou", Fayga Ostrower completa dizendo

que "a cada decisão algo é deixado para trás e a possibilidade de algo novo permanece latente, à espera de sua objetivação". (RESENDE, 2015)

Nesse contexto, no processo terapêutico, a crise apresenta-se como um momento crucial em que há um convite para uma decisão ("E agora?") e uma bifurcação: um movimento para o adoecimento ou um movimento para a saúde.

Na poesia, ao relatar tudo que acabou, tudo que passou, Drummond retrata com maestria o impacto avassalador da sensação de vazio causada pela crise. Este é o momento do caos, que muitos clientes/pacientes tomados por sua potência, ainda não conseguem construir vocabulário para o descrever (há como descrever?). Maria Cristina Resende:

> Nesse intervalo, quase imperceptível, habita o caos, cuja etimologia vem do grego *Khaos*, o abismo, o vasto, ou seja, é o nada que antecede o tudo. É o momento onde mais nada existe, onde nada cabe nos lugares conhecidos, onde nada mais é conhecido. (*Idem*)

Dois trechos muito me chamaram a atenção quando me debrucei sobre este poema, versos que pouco são citados quando fazemos referência ao clássico "E agora José?" são:

> *Mas você não morre,*
> *você é duro, José!*
> *...*
> *você marcha, José!*
> *José, para onde?*

Para a clínica da Arteterapia esse é justamente o ponto de tensão propício para a criação. O ato criativo apresenta-se como o movimento para saída do ponto zero, um movimento para a vida, que manifesta o desejo daquele sujeito em permanecer marchando. A escolha de cada material, de cada ação sobre ele manifestando-se em ato criativo, colocam o cliente/paciente no lugar de autor de sua obra. A beleza desse ritual dá-se pelo fato de que ele se configura um ensaio para movimentos que esse sujeito fará em sua vida. Ele marcha.

Para onde? Ao iniciar e manter sua marcha, somente aquele sujeito poderá reconhecer, nomear e se apoderar do destino de sua marcha, que não é solitária, pois para enfrentar esse processo doloroso contará com a confiança (transferência) da companhia de seu terapeuta.

Nossa prática como arteterapeutas mostra-nos que a Arteterapia atua como força, como potência, e é nesse contexto que corroboro com o pensamento de Maria Cristina:

> Criar, na Arteterapia, é mais que fazer uma obra que respeite alguma regra estética; criar é dar vida às forças psíquicas que precisam ser olhadas e trabalhadas com muita atenção e uma escuta refinada, um olhar atento às curvas, retas, cores, texturas e formas dadas a elas. (*Idem*)

> Porque o ato criativo dentro do *setting* arteterapêutico é a manifestação da própria existência. (*Idem*)

SALVADOR DALI E MANOEL DE BARROS
Em diálogo por um aniversário

Publicado em 05/10/15

Eu não amava que botassem data na minha existência.
A gente usava mais era encher o tempo.
Nossa data maior era o quando.
O quando mandava em nós.
A gente era o que quisesse ser só usando esse advérbio.
Assim, por exemplo: tem hora que eu sou quando uma árvore
e podia apreciar melhor os passarinhos.
Ou tem hora que eu sou quando uma pedra.
E sendo uma pedra eu posso conviver com os lagartos e os musgos.
Assim: tem hora eu sou quando um rio.
E as garças me beijam e me abençoam.
Essa era uma teoria que a gente inventava nas tardes...

Manoel de Barros

Durante o último mês estive refletindo sobre o tema "Tempo", especificamente sobre o tempo de vida ou o tempo na vida. Essa questão me atravessou porque hoje, cinco de outubro, é meu aniversário e completo 31 anos. Quando me dei conta de que essa data se aproximava, uma pontinha de tristeza me surpreendeu com uma estranha sensação de perda: a perda dos "30 anos", a mulher balzaquiana, tão profundamente vivenciada e que se tornou tão simbólica em minha história de vida.

Entretanto, no decorrer de minhas reflexões percebi que muito mais do que uma idade cronológica apontada pela minha certidão de nascimento, "os 30 anos" tornaram-se uma experiência e estado de alma. Então, para felicitar mais um ano de uma vida bem vivida, tenho repetido para mim mesma: "Que venham os 31, mas que eu não perca a alma de 30 que eu conquistei".

Essas reflexões ganharam eco quando me demorei admirando a tão conhecida obra de Salvador Dali *Relógios Moles*, que ilustra este texto. Contemplá-la me fez lembrar que relógio e calendário foram criações humanas para que pudéssemos nos organizar melhor em nosso dia a dia. Mas o tempo em si é muito maior do que a cronologia e não podemos enrijecê-lo.

Manoel de Barros me presenteou com sua linda visão poética, e me deu a palavra "quando" como data maior. Com ela posso comemorar meus "30 anos" em quantos aniversários eu assim o desejar.

Deste texto autobiográfico, posso integrar como inspiração para minha atuação como psicóloga e arteterapeuta, dois pontos. Primeiramente, o uso das expressões artísticas como estímulos no *setting* terapêutico. Artistas são seres humanos com a sensibilidade ímpar de traduzir em diversas linguagens, percepções, sentimentos e experiências tão profundamente humanas de forma sublime. Um diálogo com essas expressões proporcionam-nos uma sensação de encontro, pertencimento e também alguma espécie de "vocabulário" para que possamos (nos) falar.

Em um segundo momento, a reflexão sobre a desconstrução da idade cronológica e seus estereótipos e sensos comuns de cada faixa etária. Em minha prática com o público chamado idoso, constantemente me deparo com clichês que reduzem aquele ser humano em nome de sua idade. A Organização Mundial da Saúde nomeia como idosas as pessoas com mais de 65 anos de idade em países desenvolvidos e mais de 60 anos de idade em países em desenvolvimento. Além disso, subdivide a idade adulta em: meia idade, idoso, ancião e velhice extrema, levando em consideração apenas a idade cronológica do indivíduo.

A teoria da psicanálise, que me ampara em boa parte das minhas reflexões, propõe-nos um olhar para a velhice para além das representações sociais carregadas pelos indivíduos desta faixa etária. Denuncia que há uma inscrição do social (e o social somos cada um de nós) ao velho como inútil, feio, alguém que já cumpriu tudo aquilo que lhe cabia e que não possui mais o desejo. Vale observarmos o ato simbólico da instituição da aposentadoria, endereçando este que já cumpriu seus anos de contribuição trabalhista aos seus aposentos apenas para aguardar o fechamento do seu ciclo biológico.

Subvertendo essa ótica, a psicanálise propõe-nos o conceito de *sujeito* e defende que há uma *subjetividade* para além da idade cronológica ou de um corpo biológico. Particularmente, é essa visão que tenho adotado cada vez mais em meu trabalho, e não poderia ser diferente com o público da chamada terceira idade.

Essa também é a visão que quero em minhas reflexões pessoais e na celebração de cada ano de vida que eu vivenciar daqui pra frente. Neste espaço, que traz no nome "Não Palavra" um convite a ampliarmos nossa escuta sobre a linguagem para além da verbal, hoje proponho a "Não Idade", em um convite ao nos experimentarmos e responsabilizarmos como sujeitos que possuem o desejo de vida.

A AMIZADE ENTRE PINTURA E MÚSICA
Em busca da abstração

Publicado em 19/04/15

> A cor [e/ou a forma] é a tecla. O olho é o martelo. A alma é o piano de inúmeras cordas. Quanto ao artista, é a mão que, com a ajuda desta ou daquela tecla, obtém da alma a vibração certa. Kandinsky

Há algum tempo temos refletido sobre a importância de ampliarmos o nosso olhar quanto aos simbolismos e às imagens figurativas na clínica da Arteterapia. Inspirando-nos em artistas como Kandinsky quando teorizava que:

> [...] a forma [e a cor] tem um conteúdo intrínseco próprio... um **conteúdo-força**, uma capacidade de agir como estímulo psicológico... o artista serve-se delas como teclas de um piano; ao tocá-las, põe em **vibração** a alma humana. (ARGAN *apud* KANDINSKY, p. 318, 1992)

Traduzir o que sentimos em palavras não é fácil. Clarice Lispector inspirou o nome deste *blog* quando disse:

> Então escrever é o modo de quem tem a palavra como isca:
> a palavra pescando o que não é palavra. Quando essa não
> palavra – a entrelinha – morde a isca,
> alguma coisa se escreveu.

Mas o que dizer daqueles sentimentos que nos impactam, arrebatam e nos deixam atônitos, apenas tomados por uma **potência** de emoção sem nome, sem vocabulário, sem palavra? Kandinsky fala do potencial da arte em expressar esses sentimentos tão profundos, aos quais as palavras não podem alcançar:

> Os sentimentos elementares como o medo, a tristeza, a alegria, que teriam podido... servir de conteúdo para a arte, atrairão pouco o artista. Ele se esforçará por despertar **sentimentos mais matizados, ainda sem nome**. O próprio artista vive uma existência completa, relativamente requintada, e a obra nascida de seu cérebro provocará no espectador capaz de experimentá-las **emoções mais delicadas, que nossa linguagem é incapaz de exprimir.** (KANDINSKY, p. 28, 1990)

Em minha prática, percebi que um caminho bastante interessante para estimular o paciente a expressar-se por imagens abstratas é associando pintura e música. Utilizando mais uma vez a História da Arte como um estímulo projetivo – a linha de pesquisa e prática, que vem se tornando boa parte de um estilo de trabalho – propus aos pacientes que experimentassem a amizade entre Kandinsky (pintor) e Schönberg (maestro), artistas que buscaram a abstração desenvolvendo ferramentas, cada um em sua linguagem, que permitissem descrever **estados extremos da alma.** A exposição *Kandinsky: tudo começa num ponto*, no CCBB RJ, 2015, fez referência a essa amizade contando como a impressão do *Segundo Quarteto de Cordas* de Shönberg fica marcada em Kandinsky, e duas semanas depois se inicia uma longa troca de correspondências.

Kandinsky percebeu que através da música de Schönberg, a mais abstrata das formas de arte, seria naturalmente mais fácil adentrar novos territórios e alcançar suas pretensões nas abstrações. A exposição também fez referência às obras do pintor que levam títulos com nomenclaturas tipicamente musicais: "Impressão e Improvisação", "Composição". Enfim, um diálogo entre música e pintura, som e imagem, auditivo e pictórico, ouvido e mãos.

Traduzindo a proposta desse diálogo para o *setting* arteterapêutico, levei para os pacientes três músicas instrumentais de diferentes estilos, com intensidades específicas e de potências singulares. Uma por vez, pedi que cada um recebesse aquele estímulo auditivo e se percebesse: O que este som causa em você? Como ele te impacta? Que vibrações, sensações, sentimentos? Em seguida, tente perceber: Quais cores combinam com essa sensação? Fortes/fracas? Claras/escuras? Quentes/frias? Por fim, quais movimentos esse som provoca no seu corpo, no seu braço? Suaves/agressivos? Arredondados/Retilíneos? Explore o papel em branco com esse movimento do braço utilizando o pincel e as cores escolhidas.

O resultado foi surpreendente, com expressões espontâneas, de potências e vibrações em cores e formas. Uma experiência tão profunda e intensa, que o próprio Kandinsky nos faz um convite:

Quem quer que mergulhe nas profundezas de sua arte, em busca de tesouros invisíveis, trabalha para erguer essa pirâmide espiritual que chegará ao céu. (*Ibidem*, p. 57)

Esse é um exercício que certamente contribuirá para o paciente que em algum momento chegar em sua terapia tomado por uma emoção em potência, que não poderá ser traduzida em palavras, mas poderá ser expressada em outra linguagem: em imagem.

MONDRIAN E ARTETERAPIA
Um diálogo para um estilo

Publicado em 07/11/16

No último dia 24 de outubro, no II Ciclo de Palestras "Não Palavra", apresentei o tema *Arteterapia: reflexões sobre a clínica*. Nessa ocasião, dentre outros pontos, abordei a importância de cada profissional buscar e desenvolver o seu **estilo** como arteterapeuta clínico.

Apurando minha escuta sobre os textos da equipe "Não Palavra" neste ano e a troca com outras arteterapeutas que frequentam nosso espaço nos cursos, grupo de estudos e supervisões, percebi que a clínica da Arteterapia é um tema que tem nos atravessado, cada uma em sua singularidade. Partindo do princípio de que a riqueza da Arteterapia está em sua pluralidade, cabe ao arteterapeuta buscar aquelas referências que lhe respondem em suas interrogações e aplicá-las em sua prática.

Quanto ao desenvolvimento do meu próprio estilo, compartilho que cada vez mais tenho me amparado na teoria da psicanálise para embasar a minha escuta sobre o paciente e o manejo clínico, e nas teorias e história da arte para me fornecerem instrumentalização teórica e prática quanto ao *ato de criar no recorte da clínica arteterapêutica*. A construção do estilo é por definição um caminho individual, porém acredito que da mesma forma que ouvir sobre o estilo de alguém que autorizo colabora para a minha construção, aqui compartilho um fragmento do meu percurso, caso possa colaborar para o desenvolvimento do estilo de outros.

Hoje trago a experiência que vivi ao visitar a exposição *Mondrian e o movimento De Stijl: arte, arquitetura e design da Holanda no início do século XX*, em cartaz no CCBB-RJ até 9 de janeiro de 2017. Exposição tão rica de conteúdos históricos e artísticos, que conta o quão é extensa a influência de Mondrian, e também se revela muito inspiradora para nossa prática como arteterapeutas. Recomendo àqueles que residem no Rio de Janeiro que não percam esta oportunidade. Eu mesma pretendo voltar, pois penso que apenas uma visita não é suficiente para absorver tanta riqueza!

MONDRIAN E O MOVIMENTO "STIJL"

Piet Mondrian nasceu em 1872 na Holanda. Seus primeiros trabalhos configuram-se como pinturas figurativas um tanto tradicionais, sob a influência de pintores pós-impressionistas como Vincent Van Gogh, Jan Toorop, Georges Seurat e Paul Cézanne. Entre 1912 e 1914 Mondrian residiu em Paris, aproximando-se de Pablo Picasso e do Cubismo, impulsionando-o em direção à abstração completa em 1917 até chegar em seu inconfundível estilo geométrico, o "neoplasticismo":

> [...] sua ênfase recaiu sobre linhas verticais, horizontais e planos coloridos. Por meio de tais relações efêmeras, Mondrian reinterpretou as formas esféricas em termos de um jogo dinâmico entre forças interiores e exteriores, percebendo analogias mais profundas com oposições entre energia e matéria, espaço e tempo.[*]

---

[*] Textos extraídos do *folder* e das legendas da exposição.

"*De Stijl*" (que não por acaso significa **estilo**), revista fundada em 1917, tornou-se um movimento artístico e a mais importante contribuição da Holanda para a cultura do século XX. Fundada pelo escritor, crítico de arte, poeta e artista plástico Theo van Doesburg, propunha reunir o que havia de mais moderno em termos de arte, arquitetura, ofícios, música e literatura a cada mês.

O século XX, um século tão marcado pelas duas grandes guerras mundiais, deixou a humanidade estarrecida se perguntando sobre o que o homem era capaz de produzir para si. Em meio ao caos, a destruição e o horror, muitos dos movimentos artísticos dessa época buscavam na arte alguma forma de expressão, orientação e possíveis respostas sobre novos caminhos para a humanidade. Não diferente disso, *De Stijl* mostrar-se-ia em sua filosofia como **o antídoto para o individualismo daquela época**. A abstração radical revelaria o modelo e transformaria a vida em arte. As pinturas abstratas de Mondrian mostravam-se como **o modelo de uma nova consciência**.

A exposição mostra como Mondrian e seus companheiros da revista *De Stijl* criavam a partir de uma visão de mundo e de uma arte que seria revolucionária. Defendiam:

> [...] uma arte moderna que pretendia transcender divisões culturais e **se transformar numa linguagem universal, baseada na pureza das cores primárias, na superfície plana** das formas e na tensão dinâmica característica das telas mais conhecidas de Mondrian.[*]

> Em suas composições, o artista buscou realizar **um equilíbrio e uma harmonia que estender-se-iam a todo o espaço** da área

---

[*] *Idem.*

de uma construção e firmar-se-iam como um **modelo para as relações** harmoniosas que imaginava para a vida dos povos num futuro utópico.*

Em 2017, completam-se cem anos do lançamento da revista *De Stijl*, por artistas que chegaram às linhas retas e às cores primárias na busca de uma linguagem visual de aplicação mais universal, menos individualista. Podemos pensar que esses artistas eram movidos por um desejo utópico de que assim o ser humano poder-se-ia comunicar e relacionar-se harmoniosamente apesar de tanta diversidade e pluralidade.

Não nos parece um desejo tão atual?

Arteterapia e a História da Arte

Entre 2009 e 2016, em parceria com Flávia Hargreaves, artista visual, professora e arteterapeuta, dediquei-me ao estudo da História da Arte e suas possíveis aplicações na prática da Arteterapia, englobando movimentos artísticos, artistas, suas biografias e processos criativos. Assim, aplicamos em nossa prática, escrevemos e compartilhamos em palestras e cursos diversos.

A partir da inspiração em Mondrian e seu processo criativo, hoje destaco três possibilidades que levei para minha clínica. As imagens que ilustram este texto foram produzidas em atendimentos arteterapêuticos, e sua publicação foi autorizada por seus autores*.

---

* *Idem.*
* http://nao-palavra.blogspot.com.br/2016/11/mondrian-e-arteterapia-um-dialogo-para.html

Percebo que Mondrian dialoga em vários aspectos com a estrutura da histeria, a partir da teoria psicanalítica. Não cabe neste texto aprofundar-me nessa relação, pois demanda uma profunda articulação teórica. Mas, em linhas gerais, Mondrian e seu intenso investimento para o "simplificar" e chegar aos elementos mais básicos como as linhas, as cores primárias e as relações entre elas, traz respostas a essa estrutura psíquica que muitas vezes apresenta questões terapêuticas como os excessos, a falta de limite, os transbordamentos e invasões, oscilações, misturas, além de falta de contorno, equilíbrio e organização. Inspirada nessa ideia, a paciente produziu a imagem enquanto refletia sobre suas questões terapêuticas: limites e prioridades.

A exposição também me inspirou para uma proposta que foi feita ao grupo arteterapêutico, a partir de uma das legendas sobre o processo de Mondrian até chegar às suas obras tão características:

> A esta altura, suas pinturas não faziam mais nenhuma referência à realidade e seus escritos também deixavam claro que o **artista não desejava mais 'expressar intenções', mas apenas 'evidenciar relações'**. Fez experimentos em seu ateliê com pedaços de papel colorido que montava na parede, ficando muito satisfeito com o efeito de sua obra.*

Partindo do princípio de que o pensar sobre as relações é o objeto de um grupo terapêutico, inspirei-me em Mondrian ao propor que o grupo vivenciasse uma experimentação com pedaços de papéis coloridos que inicialmente seriam produzidos

---

* *Idem.*

de forma coletiva e, em seguida, relacionados e organizados em uma composição individual. Foi interessantíssimo perceber como as questões levantadas pelas participantes estavam diretamente ligadas às suas biografias e desafios pessoais.

A exposição também aborda a ligação do neoplasticismo com a arquitetura, e traz maquetes criadas por Theo Van Doesburg. Em sua filosofia:

> [...] os artistas da *De Stijl* não buscavam a padronização. Eles se empenhavam em encontrar soluções específicas e desafiadoras para determinadas pessoas, espaços ou circunstâncias, tanto na arquitetura como no mobiliário ou na pintura.*

Para uma paciente que está se pensando sobre novas possibilidades e outras construções que lhe tragam mais satisfação profissional e pessoal, propus um trabalho com inspiração nas maquetes de Van Doesburg. Pois, nesse contexto, o processo criativo que desafia a saída do bidimensional para o tridimensional mostra-se disparador de grandes reflexões, além de mobilizador de movimentos físicos, cognitivos e psíquicos.

Considerações Finais

Na última semana mergulhei em um profundo diálogo com Mondrian, um artista que olhos mais desatentos podem ver como "sem graça" ou "bobo". Mas o processo de gestação deste texto, que se estende desde a minha primeira visita à exposição até esta publicação, foi um grande desafio para mim.

---

* *Idem.*

Pude me ouvir e perceber o quão difícil foi selecionar e sintetizar em um breve texto tudo o que Mondrian tem me tocado e provocado a pensar. Percebi que esse fato nada mais é do que o reflexo de uma das grandes lições que o artista me trouxe até o momento, que também coopera para meu **estilo: quanta coisa é possível criar e influenciar a partir do que há de mais simples!** Mondrian ensina-nos que **simplificar não é empobrecer,** mas **um processo** (que sim, demanda muito trabalho) de limpeza de ruídos e excessos **para a abertura do novo e para quantas possibilidades couberem em nossas mãos!**

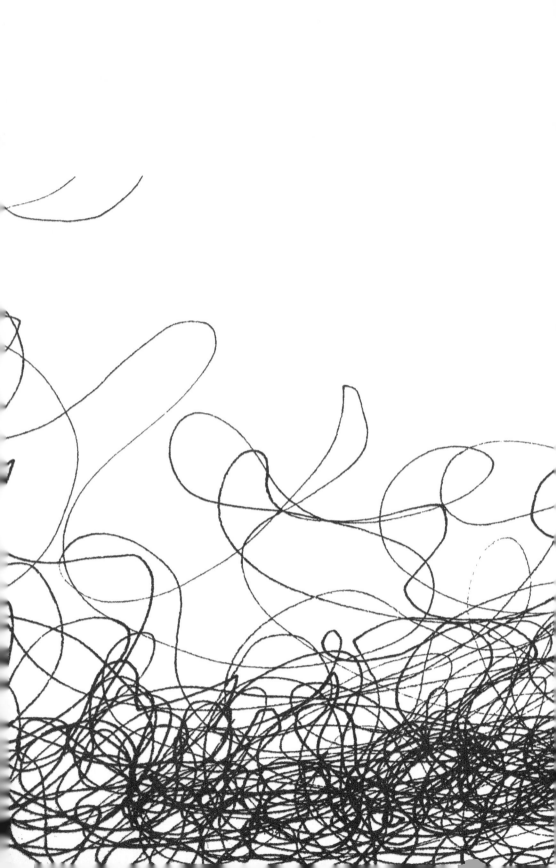

REFERÊNCIAS

ARGAN, Giulio. *Arte Moderna*. Ed. Companhia das Letras, São Paulo, 1992.

HARGREAVES, Flávia. "O quadrado e o círculo". Disponível em http://nao-palavra.blogspot.com.br/2015/01/o-quadrado-e-o-circulo.html

KANDINSKY, Wassily. *Do Espiritual na Arte*. Ed. Martins Fontes, São Paulo, 1990.

MORAES, Eliana. "Mondrian". 2016. Disponível em http://nao-palavra.blogspot.com.br/2016/11/mondrian-e-arteterapia-um-dialogo-para.html

RESENDE, Maria Cristina de. "O ato criativo e a imagem". Disponível em http://nao-palavra.blogspot.com.br/2015/06/o-ato-criativo-e--imagem.html. Acesso em 05/03/17

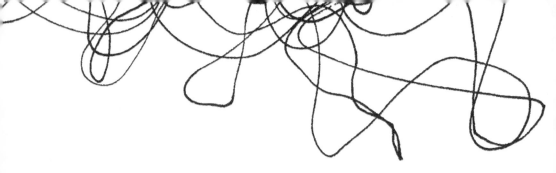

ARTETERAPIA:

Profissão, Experiência e Sentido

O desejo grande de pensar a Arteterapia, 188

ARTETERAPIA EM INSTITUIÇÃO
Um relato, 190

ATELIÊ ARTETERAPÊUTICO
Experiência, sentido e reflexões para
um aniversário, 194

Política e Arteterapia, plateia e canção, 199

O mundo necessita de Arte, 203

REFERÊNCIAS, 207

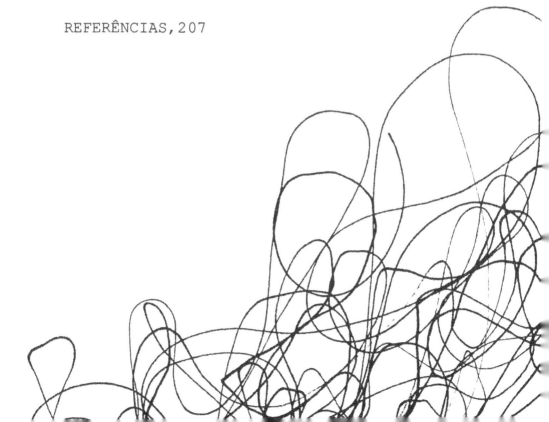

O desejo grande de pensar a Arteterapia

Publicado em 15/02/16

... Gostaria de te desejar tantas coisas.
Mas nada seria suficiente.
Então desejo apenas que você tenha muitos desejos.
Desejos grandes.
E que eles possam te mover a cada minuto,
ao rumo da sua felicidade.

Carlos Drummond de Andrade

Abrem-se as cortinas de 2016, como um ano de boas perspectivas. É bem-vindo como uma nova fase, com novos projetos, novas buscas, novos desejos. Para a Arteterapia, percebemos este ano como um momento crucial no processo de sua regulamentação e consolidação como profissão em nosso país. Acredito que esse será um passo muito importante para que a Arteterapia conquiste seu espaço na saúde, na equipe interdisciplinar, nas instituições e organizações.

Um dos desejos da equipe "Não Palavra" para 2016 é pensar a Arteterapia como profissão autônoma. Seu corpo teórico e técnico próprios e seu campo de atuação próprio. A Arteterapia é um saber que faz interseção com diversos outros saberes, e de fato bebeu da fonte deles para surgir. Entretanto, faz-se necessário que em alteridade se reconheça, se diferencie e desenhe sua identidade própria. E, em si, poderá retornar amadurecida para o diálogo com aqueles saberes que tanto contribuíram para sua constituição.

Desejo é aquilo que nos move. Aquilo que nos faz buscar e movimentar o que for necessário para alcançar o que visualizamos. Desejar é o que nos mantém em vida. *"Desejo que você tenha muitos desejos. Desejos grandes."* É algo que só alguém que ama pode desejar.

Este é o meu desejo para a Arteterapia no ano de 2016, consciente de que a Arteterapia somos eu e você. Nós, que a compomos em cada atendimento, cada texto, aula, estudo, troca, diálogo. Que em 2016 a Arteterapia (eu e você) seja movida por desejos grandes, a cada minuto, ao rumo da sua (nossa) felicidade.

ARTETERAPIA EM INSTITUIÇÃO
Um relato

Publicado em 01/12/15

Dando seguimento à reflexão sobre o processo de profissionalização da Arteterapia e suas implicações, hoje gostaria de retomar o ponto mencionado em texto anterior, sobre o potencial que a Arteterapia tem de desempenhar um bom trabalho em uma instituição e integrar uma equipe multi e interdisciplinar.

Esta foi uma percepção que me acompanhou e que foi ganhando força durante os cinco anos que trabalhei na UIP (Unidade Integrada de Prevenção), núcleo de acompanhamento do envelhecimento dos assegurados do plano de saúde do Hospital Adventista Silvestre, RJ.

Retomando o ponto de vista:

Fui contratada como psicóloga, para exercer as funções da psicologia. Mas, por ter formação em Arteterapia, aos poucos fui introduzindo-a em atendimentos individuais, em seguida em dois grupos terapêuticos e por fim agregando seus elementos na oficina de Estimulação Cognitiva.

Sou testemunha de como a Arteterapia, por si só, tem absoluta condição de desempenhar um bom trabalho dentro de um hospital (ou qualquer instituição), integrando uma equipe multi e interdisciplinar de saúde, inclusive em saúde pública. Mas ainda precisamos caminhar bastante para ocuparmos este lugar, para colocar-nos como profissionais autônomos que sabem dialogar com outros profissionais de saúde e de gestão sobre quais são os potenciais específicos que a Arteterapia pode agregar para aquele corpo de trabalho. (MORAES, 2015)

Creio que estamos em plena construção desse espaço e que cada arteterapeuta e estudante contribuem para esse caminho quando desempenha um bom trabalho em Arteterapia, prioritariamente em favor dos clientes/pacientes, mas também em diálogo com outros profissionais envolvidos no trabalho. Dessa forma, nossa profissão vai ampliando sua visibilidade, sendo validada, respeitada e requisitada. Sempre defendo para colegas arteterapeutas que para nós parece "óbvio" tantos benefícios que a Arteterapia traz para diversas propostas de trabalho. Mas acreditem, para outras áreas profissionais e para a grande maioria dos potenciais clientes/pacientes não é óbvio.

Nesse contexto, hoje compartilho a experiência da exposição *Arteterapia para quê?* promovida pelos pacientes da UIP nesta semana, última de novembro de 2015.

Desde 2011, a Arteterapia esteve presente na UIP, e chegada a hora do encerramento deste processo, os pacientes foram convidados a pensar em sua experiência individual com ela e a responderem à pergunta: *"A Arteterapia serviu-lhe para quê?"*.

Percebemos que muitas pessoas já ouviram falar em Arteterapia, mas desconhecem de fato sua proposta e seu potencial. Confundem com aulas de artes, de artesanato, com os famosos livros para colorir... Entretanto, a Arteterapia se define como:

[...] o uso terapêutico da atividade artística... por pessoas que experienciam doenças, traumas ou dificuldades na vida, assim como por pessoas que buscam desenvolvimento pessoal. Por meio do criar em arte e do refletir sobre os processos e trabalhos artísticos resultantes, pessoas podem ampliar o conhecimento de si e dos outros, aumentar sua autoestima, lidar melhor com sintomas, estresse e experiências traumáticas, desenvolver recursos físicos, cognitivos e emocionais e desfrutar do prazer vitalizador do fazer artístico. (AARJ)

Especificamente no trabalho com a terceira idade, a Arteterapia traz **simultaneamente benefícios psíquicos** como autoconhecimento, expressão, criatividade, a sensação de visibilidade, a ressignificação de experiências, pensamentos e sentimentos, e também **benefícios cognitivos** como a estimulação dos sentidos, memória, linguagem, abstração, funções executivas, *praxia*, dentre outros.

Entretanto, para além dos benefícios listados pela teoria da Arteterapia, a experiência com esse processo é absolutamente individual e desperta benefícios singulares em cada um que se propõe a experimentá-lo. Sendo assim, as respostas de cada paciente foram sintetizadas e traduzidas nas imagens que compuseram a exposição, através de variadas linguagens da arte, no preparo para o fechamento deste ciclo.

Através dessa exposição*, convidamos o espectador para que contemplasse as imagens produzidas de forma tão pes-

---

* http://nao-palavra.blogspot.com.br/2015/12/a-arteterapia-em-instituicao-um-relato.html

soal e profunda, no desejo de que despertasse a curiosidade sobre os benefícios que o processo criativo pode trazer dentro de um ambiente terapêutico e que, consequentemente, transborda para uma postura criativa diante da vida.

Da mesma forma, acreditamos que a exposição contribuiu para que os demais profissionais da equipe de saúde e de gestão hospitalar pudessem visualizar e conhecer mais de perto os benefícios que a Arteterapia pode proporcionar e agregar para a promoção da saúde e a prevenção de doenças dentro de uma instituição hospitalar.

ATELIÊ ARTETERAPÊUTICO
Experiência, sentido e reflexões para um aniversário

Publicado em 10/10/16

Dizem que a vida é para quem sabe viver, mas ninguém nasce pronto. A vida é para quem é corajoso o suficiente para arriscar e humilde o bastante para aprender.

Clarice Lispector

Os textos deste *blog* em geral são escritos na primeira pessoa, pois sua proposta inicial é registrar nosso dia a dia de estudo, prática e reflexões. Mas hoje, em especial, o texto configura-se autobiográfico. As pessoas próximas a mim sabem o quanto faço da ocasião do meu aniversário *uma experiência**, cada ano em sua singularidade.

Na última semana completei 32 anos de idade e essa data convidou-me a celebrar minha biografia, sobretudo neste último ano. 2016 trouxe intensos movimentos, provocando grandes transformações em minha vida, externas e internas. Só Clarice, escritora que frequentemente me presenteia com seu dom, poderia ilustrar este meu processo de vida, não tão doce, mas profundo, destacando dois verbos que o resumem: *arriscar e aprender.*

---

* Ver texto escrito nesta mesma época em 2015: *Salvador Dali e Manoel de Barros em diálogo por um aniversário.*

Mas todo esse processo só foi possível como foi, porque nele existia um "espaço sagrado": o curso *Conhecendo os Materiais e Aprendendo a Usá-los*, que em seguida caminhou para o *Ateliê para Arteterapeutas*, coordenado por Flávia Hargreaves.

Sou arteterapeuta e trabalho diariamente oferecendo a arte como meio de linguagem e agente de transformações para meus pacientes. Mas este ano tive o privilégio de ter um espaço que autorizei e confiei para que eu investisse meu tempo e energia em um encontro pessoal com os materiais e vivenciar uma **experiência** com minha própria produção de imagens. Esse lugar deu-me a oportunidade de, em meio a tantos pontos de interrogação, revalidar o **sentido** da Arteterapia para mim, não "somente" pela teoria buscada e estudada, mas por vivê-la. E sim, *eu acredito na Arteterapia!*

Durante o processo de gestação deste texto, que se estendeu por três semanas, pude revisitar meus trabalhos desde maio até aqui, e ao colocá-los lado a lado, pude contemplar como todo meu processo foi registrado nas imagens produzidas nesse espaço sagrado, em paralelo com os acontecimentos da minha biografia. Símbolos que nasceram de forma espontânea, estimulados pelas potências de cores e formas.

Através da pluralidade das técnicas e materiais oferecidos, o elemento base das imagens, o triângulo amarelo sem ponta com sua base em um círculo azul e com alguma participação do laranja, foi emergindo, repetindo-se, desenvolvendo-se, caminhando e ressignificando-se. Até chegar, na última semana, uma imagem de integração: uma forma que busca equilíbrio e raízes – meu desejo para os próximos tempos.

Essa sequência de trabalhos é o registro de um intenso processo, carregado de símbolos espontâneos, com profundas elaborações internas e externas, espelhado pelas imagens que transbordaram de mim.

EMBASAMENTOS TEÓRICOS

Envolvida com tantas **reflexões** e buscando compreender um pouco mais sobre esse processo tão pessoal, encontrei estruturação teórica em uma autora que tanto me tem feito pensar nos últimos tempos, Fayga Ostrower:

> [...] criar corresponde a um formar, um dar forma a alguma coisa... **Toda forma é forma de comunicação ao mesmo tempo que forma de realização.** Ela corresponde, ainda, a **aspectos expressivos de um desenvolvimento anterior na pessoa**, refletindo processos de crescimento e de maturação cujos níveis integrativos consideramos indispensáveis para a realização das potencialidades criativas. (OSTROWER, p. 15, 1997)

> Acompanhando o nosso fazer... **a tensão psíquica transmuta-se em forma física.** Desempenha, assim, a função a um tempo estrutural e expressiva, pois **é em termos de intensidade, emocional e intelectual, que as formas se configuram e nos afetam.** (*Ibidem*, p. 28)

> Trata-se de formas significativas... porque através da matéria assim configurada, **o conteúdo expressivo torna-se passível de comunicação.** (*Ibidem*, p. 33)

Naturalmente, esse processo proporcionou um efeito singular em minha análise pessoal. Sinto-me bem acolhida por meu analista, que, mesmo lacaniano, acolhe amorosamente quando digo que a imagem tem um papel fundamental em minha linguagem. A teoria da arte ampara-nos nessa percepção de que a palavra é uma forma de expressão, mas não a única:

> Traduzir em formas mentais não significa necessariamente pensar com palavras... **a palavra é uma forma** e, por ser forma, abrange níveis de significação... **além das verbais existem outras formas**. São ordenações de uma matéria, formas igualmente simbólicas cujo conteúdo expressivo se comunica. (*Ibidem*. p. 35)

Percebo que aqueles que de fato experimentaram um encontro com a Arteterapia vivenciam com mais clareza os limites da palavra. E em seu processo terapêutico sentem a necessidade de materializar e dar forma às suas questões. Em Fayga encontrei a expressão que me responde sobre o papel da produção de imagens dentro de um *setting* terapêutico, pois ela funciona como a:

> [...] **objetivação da linguagem pela matéria** constitui em referencial básico para a comunicação... **A matéria objetivando a linguagem** é uma condição indispensável para podermos avaliar as ordenações e compreender o seu sentido... Sem ter a matéria presente, isto é, sem condições de objetivar a linguagem, as eventuais contribuições subjetivas desvalorizam-se, ou seja, não chegam a se concretizar. (*Ibidem*, p. 37)

Para o arteterapeuta, fazer um mergulho em sua própria produção de imagens e demorar-se nesse diálogo consigo mesmo é essencial para sua estruturação e contornos pessoais, mas também para lhe dar subsídios para sua atuação no *setting* arteterapêutico e evitar:

> [...] um fenômeno chamado de 'síndrome de clinificação do arteterapeuta'... descrita como um processo através do qual o arteterapeuta 'gradualmente absorve as habilidades características de outros clínicos, enquanto, ao mesmo tempo, o investimento e a prática da arte declinam. (ALLEN, 1992)

> Afastando-se da sua especificidade (a utilização da arte como terapia), o profissional tenderia a lançar mão de intervenções verbais cada vez com mais frequência, descaracterizando o seu trabalho, caindo na interpretação das imagens produzidas pelo paciente. Enfatizando a verbalização, o terapeuta desestimularia o investimento do paciente na produção plástica, que se tornaria cada vez mais rudimentar. O potencial transformador da linguagem plástica esvazia-se nesse contexto, já que cada vez menos energia envolvida na produção de imagens, e sem energia não pode haver transformação. (SANTOS, p. 31, 1994)

Concluo agradecendo à Flávia Hargreaves por sustentar esse espaço sagrado e às minhas companheiras de ateliê, que juntas constelamos um fenômeno grupal, sobretudo, de generosidade.

Política e Arteterapia, plateia e canção

Publicado em 25/04/16

Que a arte nos aponte uma resposta
mesmo que ela não saiba;
e que ninguém a tente complicar
porque é preciso simplicidade
pra fazê-la florescer.
Porque metade de mim é plateia
e a outra metade é canção.

Oswaldo Montenegro

Está claro que nosso país tem vivido uma crise das mais variadas ordens. Particularmente, tenho me colocado como observadora, pensando sobre como nós brasileiros/seres humanos estamos sendo atravessados por esse fenômeno coletivo, como estamos reagindo, nos posicionando, mas sobretudo, como estamos nos relacionando. Estou me colocando como espectadora das redes sociais, virtuais ou não, e nelas os diálogos, debates, discussões...

É fato que o brasileiro está pessoalmente afetado por este momento de sua história. Tenho acompanhado em minha clínica e nos cursos de Arteterapia que oferecemos (pois mesmo sendo um ambiente de aprendizado profissional, as técnicas e materiais experimentados têm um grande potencial mobilizador) pessoas trazendo questões profundamente pessoais que a "crise" tem despertado. Vejo filho brigando com mãe, mulher brigando com marido, amigos de longa data optando pelo afastamento... Um clima de ódio que coopera para que reconheçamos mais uma: a crise nas relações humanas. Além disso, tenho acompanhado pessoas que trazem sua biografia e suas dores inseridas em um contexto histórico/social que os acontecimentos atuais trazem à tona.

Sobre a escuta, o lugar e o papel do terapeuta perante seu paciente/cliente que apresenta uma dor pessoal diante de uma crise no coletivo, pretendo escrever em um próximo texto. Hoje, desejo pensar sobre qual é a minha posição no ofício de arteterapeuta inserida no social brasileiro atual.

Ao longo da história, a arte desempenhou muitas funções, como educacional, religiosa etc. De fato, o artista cumpriu a função de registrar e expressar os atravessamentos humanos ao longo da sua história. Falar de história da arte é falar da história do homem registrada no olhar do artista, que, dentre a pluralidade humana, são seres tão sensíveis às questões mais profundas da alma. O que muita gente não sabe (eu também aprendi há não muito tempo) é que por vezes ela desempenhou um papel político. Um grande exemplo disso são os movimentos Dada e Surrealista, movimentos artísticos emblemáticos do século XX, que em sua essência expressavam a dor humana diante do horror das Primeira e Segunda guerras mundiais. Muitos de seus artistas produziam suas obras justamente com o desejo de denunciar o que o ser humano estava produzindo para si.

Um outro exemplo foi Pablo Picasso (1881-1973), autor de *Guernica* (1937), pintura em preto e branco que demonstrava seu sentimento de repúdio ao bombardeio da cidade espanhola. Em estilo cubista, observamos um amontoado de figuras impactadas pelo intenso bombardeio da força aérea alemã, durante a Guerra Civil Espanhola.

Conta-se que ao ser indagado por um oficial alemão se havia sido ele quem havia feito aquilo, Picasso prontamente respondeu: *"Não, foram vocês"*. E sobre o quadro disse: *"Não, a pintura não está feita para decorar apartamentos. Ela é uma arma de ataque e defesa contra o inimigo."*

Em Arteterapia, para além da autorização acadêmica ou de mercado, artistas somos todos nós. E no *setting* arteterapêutico abre-se um campo para que a arte desempenhe a função de linguagem para a expressão dos sentimentos mais profundos da alma de seres humanos em esfera individual e coletiva.

Nesse contexto, descobri a resposta para as minhas perguntas pessoais sobre qual é o meu papel como cidadã brasileira neste cenário cheio de nuances e perspectivas pouco exploradas. Para além do imperativo de um posicionamento partidário e ideológico, perante a pergunta: *"Qual é seu posicionamento político?"* eu respondo: *"Sou arteterapeuta!"*

Em meu ofício como arteterapeuta promovo um espaço de afeto e acolhimento em meio ao clima de ódio. Quando as relações humanas estão em crise, promovo um grupo arteterapêutico em que os participantes se pensam em suas relações interpessoais no grupo e no coletivo. Enquanto o ser humano produz para si o caos e o sofrimento, promovo um espaço em que produzem arte!

Assim, faço uma aliança com o grande artista brasileiro Oswaldo Montenegro, que conhece o poder da arte quando pede que ela nos aponte uma resposta, mesmo que ela não saiba. Minha micropolítica é simples, pois não se pode complicá-la para que possa florescer: metade de mim é plateia diante deste social estarrecedor, mas a outra metade é canção e todo o belo que podemos promover através da arte!

O mundo necessita de Arte

Publicado em 28/11/16

O mundo necessita de poesia,
cantemos, poetas, para a humanidade;
...
Nosso destino, poetas, é o destino
das cigarras e dos pássaros:
- cantar diante da vida,
cantar
para animar
o labor do Universo,
cantar para acordar,
ideias e emoções;
porque no nosso canto
há um trigo louro,
um pão estranho que impulsiona
o braço humano,
e os cérebros orienta,
uma hóstia
em que os espíritos encontram,
na comunhão da beleza,
a sublimação da existência.
O mundo necessita de poesia,
cantemos alto, poetas, cantemos!

Gilka Machado

O ano de 2016 começa a caminhar para o fim deixando alguns rastros de seus efeitos. Recentemente ouvi uma "brincadeira inocente" que me causou impacto: "Esse ano, a 'Retrospectiva 2016' vai ter que durar cinco horas!"

Que ano! Particularmente, 2016 foi um dos anos mais desafiadores da minha biografia, e tenho apurado a minha escuta para não poucas pessoas reconhecendo o quão difícil foi. Ampliando nosso olhar para o social, não faltaram movimentações surpreendentes e notícias estarrecedoras na cidade/estado em que resido, Rio de Janeiro (e penso que os leitores de outros estados não fogem à regra), no nosso país, no mundo... Hipnotizados pela contemplação, poderíamos passar horas e horas mencionando os eventos que nos estarreceram. Em mim, uma sensação tem sido constante nos últimos tempos: *"Está estranho."*

Nas esferas coletiva e pessoal, 2016 quebrou muitas das minhas certezas, seguranças e zonas de conforto, e, com ele, um convite ao desfazer-me do que não cabe mais... ao vazio... e ao início de movimentos intuitivos àquilo que realmente me faz **sentido**.

Neste texto, alguns sentidos que me responderam.

Comecei a estudar história da arte em 2009 com Flávia Hargreaves, sem ter a menor ideia da proporção que esse estudo tomaria em minha vida. Em 2016, experimentei a convicção de **que estudar a História da Arte me faz sentido, pois ela contribui para minha compreensão sobre o mundo em que vivo e minhas articulações sobre o estar neste mundo.**

Lembrei-me de Pablo Picasso que ao descrever seu processo criativo sobre a colagem disse:

> [...] se um pedaço de jornal pode converter-se numa garrafa, isso também nos dá algo para pensar a respeito de jornais e garrafas. Esse objeto deslocado ingressou num universo para o qual não foi feito e onde, em certa medida, conserva sua estranheza. E foi justamente sobre essa estranheza que qui-

semos fazer com que as pessoas pensassem, pois tínhamos perfeita consciência de que o nosso mundo estava ficando muito estranho e não exatamente tranquilizador. (PICASSO *in* GOLDIN, P. 55, 2000)

Ao longo da história, a arte desempenhou muitas funções, e no século XX a expressão política através da arte teve papel fundamental. Exemplo disso foram os dadaístas que, assaltados pelo horror da Primeira Guerra Mundial, buscavam através da arte chamar a atenção daqueles que pudessem ouvir:

Em Zurique, em 1915, tendo perdido o interesse pelos matadouros da guerra mundial, voltamo-nos para as Belas-Artes. Enquanto o troar da artilharia se escutava a distância, colávamos, recitávamos, versejávamos, cantávamos com toda nossa alma. Buscávamos uma arte elementar que pensávamos, salvasse a espécie humana da loucura destes tempos. (TZARA *in* ADES, p. 188, 2000)

Nesse contexto, pensar sobre meu ofício como arteterapeuta neste mundo que caminha para a estranheza foi uma segunda experiência. Tenho colocado nas aulas e supervisões para arteterapeutas que cada vez mais tenho a convicção de que nosso trabalho é micropolítica, aquela que fazemos a cada ato. Ao proporcionarmos ao nosso paciente/cliente um encontro com a arte – em qualquer formato dentre a riqueza de possibilidades que a Arteterapia oferece-nos – somos agentes transformadores, de vidas e do social. Promover a arte mobiliza consciência, senso crítico, pensamentos, emoções, expressões, ações e movimentos individuais e coletivos.

Ser arteterapeuta faz sentido, pois esse ofício compõe meu estar no mundo. Através dele exerço a minha micropolítica disponibilizando a arte para sujeitos que intuitivamente buscam saúde em um mundo adoecido.

Desde 2013, com o nascimento do *blog* "Não Palavra", a escrita vem ganhando espaço no meu caminho profissional. Inicialmente com o objetivo de registrar o dia a dia de estudo e prática. Hoje, o *blog* tem conquistado seu espaço como um veículo de troca de conteúdo sobre a Arteterapia, em teorias, práticas e profissão. Vejo que esse espaço tem ampliado seu alcance e contribuído para o estudo, articulações e descobertas de arteterapeutas, estudantes e curiosos. Perceber a evolução desse trabalho me estimula a continuar.

A escrita me motiva. Compartilhar aquilo que aprendo com quem partilha da jornada comigo tem um sentido especial para mim. Esse é um sentido tão profundo que o registrei no meu corpo: "aspas nos punhos", que dentre outros significados, simbolizam minha escrita e minha motivação em compartilhar o conhecimento.

2016 caminhando para o fim, deixando rastros de pensamentos e reflexões costurados pelo fio da arte, pois ela faz sentido. Gilka Machado, grande poetisa brasileira, nos diz que o mundo necessita de poesia e convoca os poetas para que cantem. Eu tomo a liberdade de ampliar esta ideia, afirmando que o mundo necessita de arte, e aceito o convite. De minha parte, o que estiver ao alcance das minhas mãos... será feito.

REFERÊNCIAS

AARJ. Associação de Arteterapia do Rio de Janeiro. Disponível em http://aarj.com.br/site/a-arteterapia/ Acesso em 05/03/17

ADES, Dawn. "Dadá e Surrealismo". *In: Conceitos da Arte Moderna.* Nikos Stangos (Org), Ed. Jorge Zahar Editor, Rio de Janeiro, 2000.

GOLDING, John. "Cubismo". *In: Conceitos da Arte Moderna.* Nikos Stangos (Org), Ed. Jorge Zahar Editor, Rio de Janeiro, 2000.

MORAES, Eliana. "Arteterapia a caminho da profissionalização – Parte 2: O que competirá ao profissional arteterapeuta?" Disponível em: http://nao-palavra.blogspot.com.br/2015/11/arteterapia-caminho-da_24.html

_____ "Arteterapia em Instituição". 2015. Disponível em http://nao-palavra.blogspot.com.br/2015/12/a-arteterapia-em-instituicao-um-relato.html

OSTROWER, Fayga. *Criatividade e Processos de Criação.* 12ª ed. Ed. Vozes, Petrópolis / RJ, 1997.

SANTOS, Marco Antônio. "O ateliê e a construção da identidade do arteterapeuta". *In Revista Imagens da Transformação,* vol 1. Belo Horizonte, Ed. Luzazul Editorial, 1994.

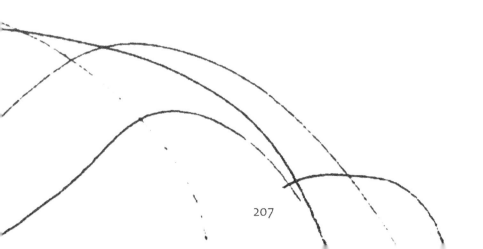

AGRADECIMENTOS...

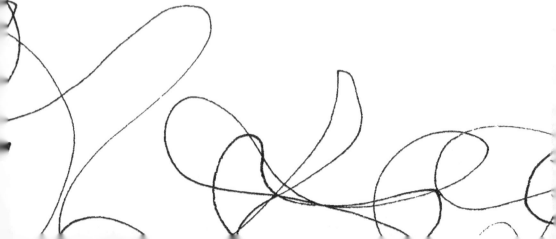

Na releitura de cada página deste livro, lembro-me de alguém que contribuiu para os caminhos de construção daquele pensamento e escrita. Ao olhar para sua capa, lembro-me das pessoas que contribuíram para que ele se concretizasse. Assim agradeço a todos que imprimiram sua marca e podem ser aqui reconhecidos. Aos familiares, amigos, pacientes, professores, parceiras, colegas, alunos toda a gratidão do mundo pela colaboração, por me motivar, instigar, provocar e construir. Sem cada um de vocês, pensar a Arteterapia não seria possível.

Eliana Morais

Rio de Janeiro, outono de 2018

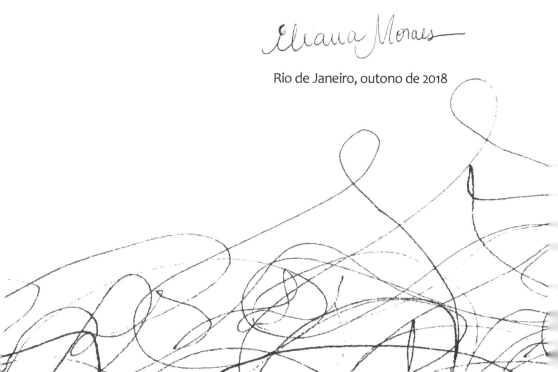

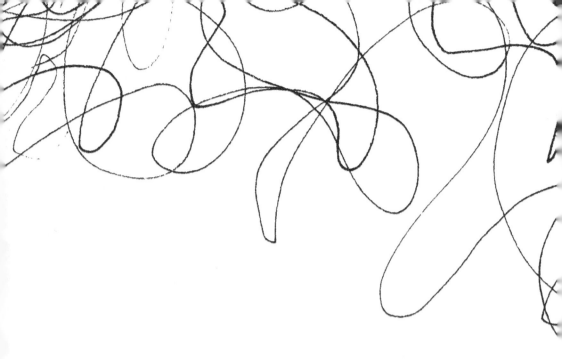

Edição e publicação de livros
que venham contribuir para o bem-estar,
alegria e crescimento de todos os seres.

Conheça nosso catálogo: www.sementeeditorial.com.br

semente editorial